Thomas Hardtmuth

Das verborgene Ich

Thomas Hardtmuth

Das verborgene Ich

Aspekte zum Verständnis der Krebskrankheit

AmThor

Umschlagillustration:
Michelangelo, Madonna (Detail)

ISBN 3-934104-09-6

3. Auflage 2005

Druck und Verarbeitung:
Grafik + Druck, München

Inhalt

Neues Denken

Zeitkrankheit - Individuelle Krankheit

Prophylaktische und therapeutische Gesichtspunkte

Vorwort

Die vorliegende Arbeit wendet sich an all diejenigen, die mit dem Krebsproblem konfrontiert und auf der Suche nach einem tieferen Verständnis dieser Krankheit sind: Patienten, Angehörige, Pflegende, Ärzte, Therapeuten u.a. Es sind schon zahlreiche Publikationen zu diesem Thema erschienen, aber solange wir es trotz aller Bemühungen mit einer weiteren Zunahme der Krebserkrankung zu tun haben, müssen immer wieder neue Perspektiven aufgedeckt, verkrustete Denkformen überwunden und am Sinn für die übergeordneten Zusammenhänge gearbeitet werden.

Im Gespräch mit Krebspatienten stehen, oft unausgesprochen, folgende Fragestellungen im Raum: Warum trifft es mich und warum gerade jetzt? Gibt es neben Umweltbedingungen noch andere Gründe, warum ich diese Krankheit bekomme oder ist das alles nur Zufall? Kann ich selbst etwas tun, von innen heraus, um die Krankheit zu überwinden?

Diese Fragen stellt sich jeder Patient und bleibt in der Regel damit allein gelassen. Es gehört zur Natur des Menschen, nach Sinn und Ursachen dessen zu fragen, was ihm widerfährt und dies gilt insbesondere für Krankheiten. Menschliches Leben ist *immer* mit einer Sinnfrage verbunden (Viktor E. Frankl 1975).

Bei genauerem Hinsehen und Hinhören ist es gerade der Krebspatient, der durch seine Diagnose mit existentiellen Fragen konfrontiert wird, die er eigentlich an niemanden richten kann. Ein Herzinfarktpatient hat in der Regel weniger Schwierigkeiten, seine Diagnose zu akzeptieren, obwohl er im Grunde ähnlich vital gefährdet ist. Hier ist das Gefühl für die Ursachen deutlicher und daher auch eine adäquate Änderung des Verhaltens leichter vollziehbar. Aus einem Herzinfarkt wird sogar oft ein sog. sekundärer Krankheitsgewinn gezogen, schwingt doch bei dem Ursachengefühl immer eine Nuance von Einsatz, Engagement, Überarbeitung usw. mit, sodass dieser Diagnose eine gewisse soziale Akzeptanz zukommt. Der Krebspatient hingegen erlebt sich oft in einem psychischen Vakuum, weil er keinen Ursachenzusammenhang spürt, in den sich diese Krankheit einbinden ließe.

Die Diagnose Krebs erzeugt meist einen lähmenden Schock, welcher Angst und Orientierungslosigkeit nach sich zieht und den Menschen in eine Passivität hineintreibt, die der Heilung mehr im Wege steht.

Das Anliegen dieses Buches ist es, dem mit der Diagnose Krebs konfrontierten Menschen (und seinen Mitmenschen) etwas anzubieten, ihm eine Art Arbeitsmaterial an die Hand zu geben, mit dem er sich mehr innerlich beschäftigen kann, Prozesse des tieferen Verstehens einzuleiten und damit die Entwicklung von Zukunftsperspektiven von innen heraus anzuregen.

Die psychoonkologische Forschung (Psychoonkologie ist die Lehre von den seelischen Aspekten der Krebskrankheit) hat ergeben, dass Krebspatienten, die nicht in Angst, Depression und Passivität verfallen, sondern sich aktiv mit ihrer Krankheit auseinandersetzen, die eine positive, sinnorientierte Einstellung haben und sich zum Beispiel in Selbsthilfegruppen organisieren, eine deutlich bessere Prognose haben[3]. Es ist auch bekannt, dass ein Verstehen der Krankheit und ein Wissen um die Entstehungsbedingungen sich günstig auf den Verlauf auswirken.

Die Krankheit anzunehmen als Teil der eigenen Biographie und sie auch als Chance für neue Anfänge zu verstehen ist wesentlicher, wenn nicht sogar entscheidender Bestandteil der Genesung[4].

Heilung in diesem Sinne heißt nicht ‘Du sollst ein anderer Mensch oder ein besserer Mensch werden’, Heilung heißt, ‘Du sollst der werden, der du bist’ und das ist in der Regel das, was mir am Herzen liegt, was mir das Leben wertvoll macht, um was ich mich bemühen möchte.

Es ist natürlich viel leichter, den Krebs zu verhindern, als eine ausgebrochene Krankheit zu behandeln. Diesbezüglich hat die Prophylaxe in Zukunft einen viel höheren Stellenwert, als ihr dieser gegenwärtig zukommt. Die Weltgesundheitsorganisation (WHO) hat deshalb den Begriff der Salutogenese[5,6] in ihre Leitlinien aufgenommen, was bedeutet, dass man sich mehr mit dem Wesen und der Erhaltung der Gesundheit beschäftigt, anstatt nur auf Krankheiten zu *reagieren.* In der älteren Sichtweise wurde Gesundheit im Wesentlichen als Abwesenheit von Krankheit definiert, was aber eigentlich ein Unbegriff ist; Gesundheit ist mehr als 'nicht krank'. Gesundheit ist ein individuelles dynamisches Geschehen und nicht ein statischer Zustand; wir bewegen uns ständig in einem Spannungsfeld zwischen Krankheit und Gesundheit, wir müssen unsere Gesundheit immer wieder neu erlangen und sie verändert sich dabei in individueller Weise; die Gesundheit von Herrn Meier ist eine andere als die von Frau Müller, ebenso verhält es sich mit der Prophylaxe; was für Herrn Meier Vorbeugung ist, kann für Frau Müller schädlich sein. Für Herrn Meier ist ein Blutdruck von 90 und abends ein Glas Rotwein gesund, Frau Müller würde darauf mit Ohnmachtsanfällen bzw. mit Erbrechen reagieren, für sie ist ein Blutdruck von 150 gesund und abends eine Tasse Kräutertee.

Insofern wird sich die künftige Krebstherapie am individuellen Menschen orientieren bzw. sich überhaupt mit der Frage "Was ist ein Ich?" (auch in seiner naturwissenschaftlichen Dimension) befassen müssen, sonst werden keine großen Fortschritte in der Krebstherapie zu erzielen sein.

Die allgemeine Beschreibung einer Krankheit kann nie unreflektiert auf den Einzelfall angewendet werden. Hier liegen immer individuelle Faktoren und auch persönliche Umstände im Vordergrund, die in angemessener Weise das therapeutische Vorgehen beeinflussen. Der qualitative Unterschied zwischen Befund und Befinden, das ist der Unterschied zwischen 'dem Herz' und 'meinem Herz', ist ein sehr großer, und die Medizin wird erst dann eine wirklich menschliche, wenn sie diesem Unterschied in vollem Maße Rechnung trägt.

Der vorliegende Text ist nicht wie ein Roman oder etwas Unterhaltendes zu lesen. Er ist bewusst phasenweise sehr konzentriert gehalten, sodass er seinen Sinn erst durch die Anregung der eigenen Gedanken und Überlegungen erhält. Es wird versucht, die Ergebnisse moderner natur -und geisteswissenschaftlicher Forschung so einzubinden, dass sie für jeden verständlich sind.
Als philosophischen Wegbegleiter für unser Thema haben wir Hans Georg Gadamer gewählt, der sich in seinem 102-jährigen Leben als Philosoph nicht nur tief mit dem Wesen der Gesundheit beschäftigt, sondern auch vorgelebt hat, aus welchem Geist Gesundheit hervorgeht. Man könnte ihn ein literarisches Heilmittel nennen. Mit seiner Hermeneutik (Philosophie des Verstehens) entwickelt er eine Art Denkkunst, die alles Modellhafte verwirft, die alles Hineinpressen in abstrakte Theorien oder vereinfachende Formeln ablehnt und sich in ganz natürlicher Weise auf die menschliche Erkenntnisorganisation, auf das Hineinwachsen Können in die Zusammenhänge, auf die Weisheit der Sprache und die enorme Weite menschlicher Erfahrung verlässt. Gadamers Geist hat immer wie etwas Wärmendes gewirkt, tief menschlich und verbindend.

Neues Denken

Epidemiologie

Jede Zeit und jede Kultur hat ihr eigenes Krankheitsprofil. Wie die Pest zum Mittelalter, Tuberkulose und Diphtherie zum 18. und 19. Jahrhundert, so gehören heute Krebs, AIDS und andere Krankheiten zu unserer Zeit. Ebenso haben unterschiedliche Kulturkreise unterschiedliche Krankheitsprofile, so z.B. dominiert in Japan der Magenkrebs, in Amerika der Darmkrebs; bei sogenannten Naturvölkern ist Krebs insgesamt seltener. In unserem westlichen Kulturkreis ist seit dem Beginn des 20.Jahrhunderts eine kontinuierliche Zunahme der Krebserkrankungen zu verzeichnen. Geradezu gegenläufig hierzu sind die Infektionskrankheiten im selben Zeitraum zurückgegangen. Die Frage drängt sich natürlich auf, ob es bei diesen gegenläufigen Entwicklungen einen Zusammenhang von Infektions- und Krebserkrankungen gibt. Ernsthaft zu diskutieren ist z.B. die Frage, ob durch die vermehrte Impfung und Bekämpfung von Infektionskrankheiten mit Antibiotika ein gewisses Immuntraining in der Auseinandersetzung mit den Krankheitserregern verhindert wurde und damit auch die Voraussetzungen für eine vermehrte Krebsanfälligkeit geschaffen wurden.

Bei der Todesursachenstatistik rangiert die Krebskrankheit mit 30 % hinter den Herz-Kreislauf-Erkrankungen, an denen etwa 45 % der Menschen versterben[7]. Diese Daten werden ja auf Grund der in Deutschland ausgestellten Todesbescheinigungen erhoben. Hierbei muss berücksichtigt werden, dass eine Vielzahl von Menschen, die an einer ganz normalen Altersschwäche sterben, in die Herz-Kreislauf-Gruppe eingruppiert werden und somit das wirkliche Bild etwas verfälschen. Insofern ist und bleibt die Krebskrankheit in unserem Kulturraum die Krankheit mit der höchsten

Aktualität und Brisanz. Die Angst vor dem Krebs ist wie eine Art Fluch unserer Zeit; wohl die wenigsten Menschen bleiben von Phasen einer immer wiederkehrenden Angst vor Krebs verschont.

Krebsforschung heute

Die Schwierigkeit die man immer wieder hat, wenn man ein Thema aus der ganzheitlich geisteswissenschaftlichen Sichtweise behandelt, ist die, dass man es hierbei mit einer grundsätzlich andersartigen Herangehensweise zu tun hat. Die etablierte Wissenschaft versucht, das Krebsproblem durch Auffindung der ihm angeblich zugrunde liegenden genetischen Mechanismen zu lösen und hat dabei enorme Schwierigkeiten, was der stagnierende Fortschritt auf diesem Felde trotz Aufwand immenser Forschungsgelder belegt. Nach heutiger Auffassung wird die Krebserkrankung als eine Störung der genetischen Regulation von Zellteilung und Zelltod verstanden. Die Krebsforschungszentren in der Welt, die sich mit diesen molekularbiologischen Fragen bzw. mit der Klärung des genetischen Mechanismus' beschäftigen, haben sich zu einem mächtigen Apparat institutionalisiert. Der Löwenanteil der zur Verfügung stehenden Fördermittel bzw. Forschungsgelder fließt in diese Institutionen. Wie in vielen anderen Bereichen unseres öffentlichen Lebens, haben sich auch in der Krebsforschung sogenannte Expertenkreise etabliert, die im Verbund mit den wirtschaftlichen Bestrebungen einer expandierenden pharmakologischen Industrie ein „Herrschaftswissen" (Gadamer 1993)[8] verwalten, welches dem normalen Menschen schon im psychologischen Vorfeld keine Mitsprachekompetenz zubilligt.

1971 stemmte R. Nixon in den USA ein gigantisches Krebsbekämpfungsprogramm aus dem Boden, mit der Absicht, am 200. Jahrestag der amerikanischen Unabhängigkeit 1976 das Krebsproblem endgültig für erledigt erklären zu können. Anfänglich wurden 8,5 Milliarden Dollar bewilligt, weitere Milliarden folgten. Als 1978 der Kongress eine Kommission zur Beurteilung der Ergebnisse einsetzte, war das Resultat gleich null! Zynischer Kommentar in einem New Yorker Lokalblatt: „Ein Strom von Gold ist in eine Mammutorganisation (National Cancer Institut, NCI) geflossen, deren Weiterleben in Luxus davon abhängt, dass der Status der Unheilbarkeit des Krebses aufrecht erhalten wird.“ [9,10]

In Deutschland sind die Verhältnisse ähnlich; der Löwenanteil der zur Verfügung stehenden Fördermittel, über 100 Millionen jährlich, geht an das deutsche Krebsforschungszentrum (DKFZ), über dessen Effizienz im deutschen Bundestag folgender Bericht gegeben wurde: „Auf Anfrage bei dem durch Bundesmittel geförderten Deutschen Krebsforschungsinstitut habe man keinerlei Unterlagen bekommen, aus denen die Effizienz der konventionellen Krebsforschung auch nur mit einem Minimum an Überzeugungskraft hervorginge . . .Das bedeutet ganz schlicht nicht mehr und nicht weniger, als dass ein Weitergehen auf konventionellen Wegen keine Chance auf Erfolg hat.“ [10]

Im Bericht der deutschen Forschungsgemeinschaft DFG, die im Wesentlichen für die Verteilung der Gelder zuständig ist, wird im Hinblick auf die Rückständigkeit der deutschen Krebsforschung gegenüber den USA die Notwendigkeit der Aufstockung der Gelder gefordert. In diesem Bericht finden sog. Außenseitermethoden überhaupt keine Erwähnung, was den Radiologen KROKOWSKI zu folgendem Kommentar veranlasste: „Glaubte man im Ernst, mit solchen Kommissionen dem Krebsproblem näher zu kommen? Ist es nicht vielmehr für die Schulmedizin Zeit sich einzugestehen, dass sie mit ihrem Ziel der Krebsbekämpfung, den Krebsherd lokal anzugehen bzw. ihn zu entfernen, zwar das Bestmögliche geleistet, den Krebs als Krankheit des Gesamtorganismus dabei aber aus den Augen verloren hat? Wagt denn keiner auszusprechen, dass wir mit unseren derzeitigen Konzeptionen, Theorien und Behandlungsmethoden eine Grenze erreicht haben, die uns verpflichtet, andere Ideen, Gedanken und Ergebnisse zu prüfen, anstatt sie ex cathedra zu verdammen?“[10]

Der Sieg der Methode über die Wissenschaft

Die geisteswissenschaftlich phänomenologische Vorgehensweise kann hier einen Beitrag leisten, zunächst einmal neue Standpunkte des Fragens zu entwerfen. So lange man nur nach einem genetischen Mechanismus forscht, findet man natürlich auch keine möglichen anderen Ursachen. Man sieht nur das, wo man auch hinschaut. Die richtige Fragestellung ist in der Wissenschaft oft entscheidender als die Beibehaltung einer definierten Methode. Der Absolutheitsanspruch, mit dem die heutige Wissenschaft ihre methodische Vorgehensweise und die Kriterien wissenschaftlicher Objektivität festlegt, hat die Medizin in eine Handlungs- bzw. Behandlungsenge getrieben, aus der sie nur durch eine gründliche Revision ihrer erkenntnistheoretischen Ansätze herausfindet.

Einen Mechanismus, der das Phänomen Krebs erklären soll, gibt es nicht. Mechanistische Gesetze sind nur auf die Welt des Toten, d.h. des Physikalischen und Mineralischen bzw. des Anorganischen anwendbar. Sobald man es mit lebendigen, seelischen oder geistigen Erscheinungen zu tun hat, versagen alle mechanistischen Erklärungsmodelle; man kann z.B. die Funktion eines Kniegelenks biomechanisch erklären oder den Pathomechanismus eines Knochenbruchs; aber eine Biographie, so etwas wie Trauer oder eine Weltanschauung (auch die materialistische!) sind nicht aus einem Mechanismus herzuleiten, auch wenn die Gehirnforschung dies immer wieder postuliert. Das ist ungefähr so, wie wenn man zur Lösung einer mathematischen Aufgabe ein Mikroskop heranziehen würde. Eine festgefahrene wis-

senschaftliche Methodik fährt hier ständig gegen Mauern und bemerkt es nicht.
Es gehört zu den schizophrenen Erscheinungen unserer Zeit, dass sich das Selbstbewusstsein und die Gewissheit, mit der die moderne Naturwissenschaft auftritt, auf Voraussetzungen stützen, nämlich Bewusstsein und Denken, zu denen sie keinerlei Erkenntniszugang hat.

Hans Georg Gadamer, der jüngst verstorbene große Mentor der deutschen Philosophie und Vordenker einer künftigen Wissenschaftskultur spricht über die Rolle, die das Selbstbewusstsein im modernen Denken spielt:

... Selbstbewusstsein ist ein Sekundärphänomen gegenüber der Welthingegebenheit und Weltoffenheit, die wir Bewusstsein, Erkenntnis, Öffnung für die Erfahrung nennen. Hat uns nicht die moderne Entwicklung der Wissenschaft gerade an den Aussagen des Selbstbewusstseins Zweifel zu hegen gelehrt? Nietzsche hat gegen jenen radikalen Zweifel der cartesianischen Erkenntnisbegründung ...
(Anmerkung des Verfassers: Die erkenntnistheoretischen Grundlagen der heutigen Weltsicht gehen auf René Descartes [1596-1650] zurück; nach ihm ist die äußere Natur, Tiere und Pflanzen mit eingeschlossen, die *res extensa,* als ein riesiger Mechanismus und unser Körper als eine Maschine zu verstehen, der uns über die fehlbaren Sinne nur eine Illusion der wirklichen Welt vorgaukelt. Folglich hat das Denken überhaupt keinen Erkenntniszugang zur Wirklichkeit der äußeren Natur; diese ist grundsätzlich nur *bezweifelbar*, ihr wohnt auch keinerlei Seelenhaftes inne und somit dient sie lediglich zur Befriedigung menschlicher Bedürfnisse. Das einzig Wirkliche ist nach Descartes die Gewissheit des Selbstbewusstseins: „cogito ergo sum – ich denke, also bin ich". Noch heute steht die etablierte Wissenschaft erkenntnistheoretisch auf dem Fundament dieses cartesianischen Paradigmas - allerdings haben die wenigsten Wissenschaftler ein Bewusstsein davon; was sie für die allein ob-

jektive Wirklichkeit halten, entpuppt sich bei genauerer Analyse als Abkömmling einer erkenntnistheoretisch zweifelhaften Denkoperation, die heute einer gründlichen Überprüfung nach den Kriterien der Logik nicht mehr standhält.[103])

....gesagt: Es muß gründlicher gezweifelt werden. Freud hat uns gelehrt, wie viele Maskierungen von Lebenstendenzen sich uns im Selbstbewusstsein verstecken. Die Gesellschaftskritik, die Ideologiekritik haben uns gezeigt, wie viele vom Selbstbewusstsein für selbstverständlich und fraglos gehaltene Gewissheiten Spiegelungen ganz anderer Interessen und Wirklichkeiten sind. Kurz: dass das Selbstbewusstsein den fraglosen Primat besitzt, den ihm das moderne Denken der Neuzeit zugewiesen hat, darf mit Fug bezweifelt werden. Auch hier scheint mir das griechische Denken in der großartigen Selbstvergessenheit, mit der es das eigene Denken – Können, das eigene Welterfahren als das große aufgeschlagene Auge des Geistes denkt, einen prinzipiellen Beitrag zur Begrenzung der Illusion der Selbsterkenntnis bereitzuhalten ...[99]

... Die Selbstgewissheit des Selbstbewusstseins ist das unerschütterliche Fundament aller Gewissheit und damit in den Augen der modernen Wissenschaft (Fundament) des wahren Wissens. Es ist ein neuer enger Sinn vom Wissen, der sich so in der Neuzeit zur Geltung gebracht hat. Nietzsche hatte recht, es ist der Sieg der Methode über die Wissenschaft und es ist die Verkehrung der Wahrheit in die Gewissheit[8]

Was Gadamer hier ankreidet, ist auf der einen Seite die Selbstzufriedenheit mit dem eigentlich Wenigen, was man in der etablierten Wissenschaft weiß und auf der anderen Seite die Arroganz, mit der man die Vielzahl der offenen Fragen ausgrenzt und andere Denkansätze diskreditiert. Psychologisch könnte man von einer narzistisch – infantilen Phase der Wissenschaftsentwicklung sprechen, wonach nur das in der Natur gültig ist, worüber ich selbst Gewissheit

habe und was ich selbst reproduzieren kann, mit anderen Worten, Wahrheiten existieren in der Welt nur insofern, als sie mir und den Maßstäben meiner Erkenntnisfähigkeit angemessen sind. Und an anderer Stelle heißt es:
„Diese Kultur, die auf der Unabhängigkeit des über sich selbst reflektierenden Subjekts gegenüber der Realität beruht, ist es auch, von der sich die "Aggressivität" der modernen Wissenschaft herschreibt, die stets über ihr Objekt mittels einer Methode Herr werden will und so jene zwischen Objekt und Subjekt bestehende Gegenseitigkeit der Teilnahme ausschließt, die den höchsten Punkt der griechischen Philosophie darstellt und unsere Teilhabe am Schönen, Guten und Gerechten sowie an den Werten des menschlichen Gemeinschaftslebens ermöglicht. Das Wesen der Erkenntnis ist der Dialog und nicht die von einer autonomen Subjektivität ausgehende begreifende Beherrschung des Objekts, dieser Sieg der neuzeitlichen Wissenschaft, der in gewissem Sinne auch das Ende der Metaphysik heraufgeführt hat"[11]

Mit der Einführung der Zellularpathologie durch Virchow und der Molekularpathologie in der modernen Zeit hat man dasjenige, was dem Menschen eigentlich Wirklichkeitsgefühl und Sinnhaftigkeit gibt, aus dem Kontext medizinischer Erfahrung verdrängt. Menschliches Schicksal und Leiden verkommt hierdurch zu einem bloßen Epiphänomen (Sekundärerscheinung) einer technomorph beschränkten Weltsicht.

Im Folgenden soll nun versucht werden, das Verständnis für das Phänomen Krebs aus einem ganzheitlichen Ansatz heraus zu vertiefen, wobei unter ganzheitlich auch die vollständige Einbeziehung moderner naturwissenschaftlicher Erkenntnisse verstanden wird.

Smithers[12] hat einmal die Situation der heutigen Krebsforschung mit einem sehr treffenden Beispiel gekennzeichnet; es ist, wie wenn man dem Verkehrschaos in einer Stadt dadurch auf den Grund kommen möchte, wenn man die Motoren der Autos untersucht! Sicherlich kann man ein Verkehrs chaos auch dadurch beseitigen, indem man die Autos eliminiert, aber die wesentlichen Kriterien einer übergeordneten Regulation und Verkehrsordnung bleiben dabei völlig außer Betracht. Es gehört zur Signatur der heutigen Wissenschaftsmethode, bei der Ursachenforschung immer weiter in die Einzelheiten einzudringen anstatt die Einzelheiten aus dem Ganzen heraus zu erklären. Genauso wenig wie man ein Mosaik aus einem einzelnen Stein erklären kann, genauso wenig kann man den Mensch als eine Summe von 80 Billionen Zellen begreifen. Das Ganze ist immer mehr als die Summe seiner Teile.

Die Struktur unseres Bewusstseins ist heute mehr konzentrisch, in Zukunft wird sie mehr peripherisch werden müssen; wenn man jemand ein weißes Blatt mit einer schwarzen Kreisfläche vorlegt, so wird in der Regel auf die Frage, um was es sich hierbei handelt geantwortet werden: um einen schwarzen Kreis. Es wäre aber auch die Antwort möglich: um eine weiße Fläche mit einer kreisförmigen Aussparung in der Mitte! Dieser Vergleich kennzeichnet die heutige Situation: man hat nur den Tumor oder die Zelle im Auge und lässt das umgebende Milieu außer Acht. Ohne das umgebende Milieu würde der Kreis gar nicht existieren, genauso wenig wie man sich eine Wolke ohne Himmel denken kann. Die Erscheinung Wolke ist nur auf dem Hintergrund des Himmels bzw. der Atmosphäre verstehbar, an deren Zustand wiederum der Boden, die Pflanzen und Tiere, das Meer, der Mensch, die Sonne und der ganze Kosmos teilhaben. In diesem Sinne existieren heute auch andere Ansätze in der Krebsforschung, die neben der Zelle und dem geneti-

schen Mechanismus auch das ganze umgebende Milieu berücksichtigten.
In dieser Hinsicht erweist sich die Krebskrankheit auch als eine Rhythmusstörung im Gesamtorganismus. Dies soll jetzt im Weiteren zunächst dargestellt werden.

Chronobiologie und Sphärenharmonie

Unser ganzes Leben ist in rhythmische Prozesse eingebettet. Es atmet zwischen Geburt und Tod, zwischen Sommer und Winter, Tag und Nacht, Schlafen und Wachen, Einatmen und Ausatmen. Alle dynamischen Größen in unserem Organismus unterliegen mehr oder weniger einer periodischen Schwankung, ob es sich um die Körpertemperatur, um den Blutdruck, um unsere Feuchtigkeit in der Haut, um die Syntheseleistung oder Ausscheidungsfunktionen der Organe, oder um die rhythmisch schwankenden Hormonkonzentrationen und die ihnen nachgeschalteten Organfunktionen handelt - alle diese Größen schwanken periodisch um eine Mittellage. Auch unsere Wachheit, unser Auffassungsvermögen, unsere Reaktionszeiten und unsere Befindlichkeiten unterliegen rhythmischen Schwankungen mit ihren jeweiligen Frequenzmustern. Eine Krankheit wie die manische Depression (Zyklothymie), also das Auf und Ab der Stimmung bzw. der Wechsel zwischen Manie und Depression ist nichts anderes als ein normal vorhandener Rhythmus mit einer vergrößerten Amplitude. Rhythmus ist elementares Prinzip aller lebendigen Vorgänge.
Eine bemerkenswerte Tatsache besteht nun darin, dass all die einzelnen Rhythmen in ganzzahligen Verhältnissen zueinander stehen und somit eine gewisse Synchronisation der verschiedenen Frequenzen gegeben ist. So verhalten sich z.B. Puls- zu Atemrhythmus 4:1, die arterielle Grundschwingung verhält sich zum Puls wiederum 2:1, der Atemrhythmus wiederum zu den rhythmischen Blutdruckschwankungen 1:3 usw. Zusammenfassend formuliert G.

Hildebrandt: „Hier stoßen wir also auf ein ganzes System harmonischer Zeitordnungen, eine rhythmische Funktionsordnung, deren Zustand die regulatorischen Leistungen offenbar maßgeblich beeinflusst. Sie ist zwar recht labil und leicht störbar, weil ein Teil der Funktionen, wie z.B. Puls und Atemrhythmus, durch Leistungsbeanspruchung leicht auszulenken sind. Dafür wird sie aber in Ruhe und vor allem im Schlaf immer wieder verwirklicht.“[13]

Letztendlich können wir auch sagen, dass alle Entwicklungs- und Gestaltungsprozesse in lebendigen Organismen durch einen periodischen Wechsel von Auf- und Abbau, von Evolution und Involution, von Einscheidung und Ausscheidung und von Assimilation und Dissimilation hindurchführen. Wie die Wellenstruktur im Sand am Meeresufer eine formgewordene Bewegung ist, so sind letztlich alle organischen Formen aus rhythmisch plastischen Bewegungen und Strömungen, aus Verdichtung und Lösung hervorgegangen. In gleicher Weise können wir uns auch das Bild der Zellstruktur aus rhythmischen Prozessen geworden vorstellen, ähnlich wie z.B. Schäfchenwolken am Himmel dadurch zustande kommen, dass ein Wellenteppich aus Wasserdampf mit seinen Wellenkuppen in kältere Luftschichten hineinreicht und hier rhythmisch strukturiert durch Kondensation sichtbar wird. Analog dazu ist grundsätzlich die Zelle als Verdichtungsphase und der extrazelluläre Raum als Auflösungsphase zu denken. Struktur ist immer als Form gewordener, rhythmischer Prozess zu verstehen.

Dass die einzelnen Rhythmen in ganzzahligen Verhältnissen aufeinander abgestimmt sind, gibt diesem ganzen Gefüge die Qualität einer in sich abgestimmten Komposition. Es scheint, als ob in unsere ganzen Organfunktionen eine Art musikalisches Gefüge eingeprägt ist, welches in sich wie ein Orchester durch einen Dirigenten harmonisch abgestimmt ist. Ein Form gewordener Rhythmus lebt sich zum

Beispiel auch in unserer Wirbelsäule aus. R. Steiner hat darauf hingewiesen, dass es einen Zusammenhang zwischen den sieben Halswirbeln mit den Wochentagen, den zwölf Brustwirbeln mit den Monaten, unseren 24 Rippen mit den Stunden des Tages und der um einunddreißig schwankenden Gesamtzahl unserer Wirbelkörper mit der schwankenden Anzahl der Tage eines Monats gibt.[64,65] Auch hat er mehrfach auf den Zahlenzusammenhang zwischen dem platonischen Weltenjahr von 25920 Jahren (Zeitraum, in dem der Frühlingspunkt der Sonne einmal im Tierkreis herumwandert) und der selben Zahl von Atemzügen pro Tag eines Menschen bzw. der durchschnittlichen Lebensdauer des Menschen in Tagen gezählt, hingewiesen.

Ein weiteres Beispiel. Es gibt ein Winkelmaß von etwa 23°, welches in scheinbar unzusammenhängenden Verhältnissen auftaucht: Wenn wir den durchschnittlichen Winkel messen, den ein menschliches Bein beim Gehen gegenüber der Senkrechten einnimmt, so beträgt dieser Winkel 23°. Wir finden diesen Winkel auch als Neigungswinkel der Erdachse gegenüber dem Himmelsäquator (Ekliptik), und wieder entdeckt man diesen Winkel als Neigungswinkel unseres Herzens gegen die Mittelsenkrechte unseres Körpers. W. Schad[14] hat darauf hingewiesen, dass die entwicklungsbiologische Konzeption unseres Körpers eigentlich auf das Gehen ausgerichtet ist. Es gab Zeiten, in denen die Menschen ununterbrochen auf Wanderschaft waren und die täglichen enormen Gehstrecken dadurch bewältigt haben, dass sie einen idealen, mit dem Herzschlag synchronisierten Gehrhythmus einschließlich einer idealen Schrittlänge intuitiv so erfasst haben, dass sie quasi ermüdungsfrei einmal pro Jahr die Erde umrunden konnten. Hier taucht die Beziehung zwischen der Erde, den menschlichen Beinen und dem Herz unter einem anderen Gesichtspunkt noch einmal auf. Dies soll nur zeigen, dass letztlich sämtliche Rhythmusstrukturen sowie jegliche Proportionalität unseres Körpers ein Kompendium aus ursprünglich kosmisch veranlagten Rhythmen ist. Dass sich eine ganze Reihe von Rhythmen im Zuge der Evolution des Menschen zur Autonomie hin internalisiert bzw. individualisiert haben, spricht nicht gegen die Kosmogenese aller lebendigen Periodik. Es ist anzunehmen, dass in Urzeiten die weibliche Menstruation noch mit den äußeren Mondphasen synchronisiert war.

Die Proportionalität in der Gestalt und die rhythmische Struktur in den Körperfunktionen sind die Erscheinungsform des Musikalischen im Organischen.

Wir können auch sagen, die ganze Schönheit der Natur und insbesondere der menschlichen Gestalt, das Maßvolle und Wohlproportionierte, das Angemessene in den Größenverhältnissen des Einzelnen zum Ganzen, ist aus kosmischen Harmonien gebildet. So ist z.B. auch das Maß des Goldenen Schnitts, wie wir es in allen lebendigen Erscheinungen, insbesondere auch in zahlreichen Einzelheiten der menschlichen Gestalt, im Rhythmus der Blattfolgen bei den Pflanzen sowie als göttliche Proportion in unzähligen Kunstwerken wieder finden, ein Gesetz, welches sich aus den Umlaufverhältnissen von Erde und Venus bzw. ihren Abstandsverhältnissen zur Sonne ergibt.[15] In früheren Zeiten der Menschheit wurde diese kosmische Symphonie immer schon wahrgenommen und als sogenannte Sphärenharmonie oder Weltenmusik bezeichnet. Dokumente über die Wahrnehmung der Sphärenharmonie finden sich in allen Epochen der menschlichen Kulturgeschichte. Schon die alten Ägypter, die griechischen Philosophen wie Aristoteles, Plato, Ptolemaios und auch der römische Dichter Cicero haben darüber gesprochen. In neuerer Zeit haben dies Shakespeare, Paracelsus, Kepler, Goethe und zuletzt Rudolf Steiner getan. Beispielhaft seien hier drei Stellen zitiert. Einmal von Shakespeare aus dem Kaufmann von Venedig:[16]

Sieh, wie die Himmelsflur
ist eingelegt mit Scheiben lichten Goldes!
Auch nicht der kleinste Kreis, den du da siehst
der nicht im Schwunge wie ein Engel singt,
zum Chor der hellgeäugten Cherubin.
So voller Harmonie sind ewige Geister,
nur wir, weil uns dies morsche Kleid von Staub
so grob umhüllt, wir können sie nicht hören.

Bekannt sind auch die Eingangszeilen des „Prolog im Himmel" aus Goethes Faust:

Die Sonne tönt nach alter Weise
in Brudersphären Wettgesang ...

Etwa 100 Jahre später drückt dies Rudolf Steiner mit seinen Worten aus:

„Jeden Morgen wacht der Mensch auf aus einer Welt der Sphärenmusik und aus einem Gebiet des Wohllauts zieht er ein in die physische Welt. Wenn es wahr ist, dass die Seele des Menschen zwischen zwei Verkörperungen ein Devachan (Himmel) hat, so dürfen wir auch sagen, dass die Seele während der Nacht schwelgt und lebt in dem flutenden Ton, als dem Element, aus dem sie eigentlich gewoben ist, das eigentlich ihre Heimat ist. Der schaffende Tonkünstler nun setzt den Rhythmus, die Harmonien und Melodien, die sich während der Nacht seinem Astralleib (seiner Seele) einprägen, um in einen physischen Ton. Unbewusst hat der Musiker das Vorbild der geistigen Welt, das er umsetzt in die physischen Klänge. Das ist der geheimnisvolle Zusammenhang zwischen der Musik die hier im Physischen erklingt und dem Hören der geistigen Musik in der Nacht."[17]

Das, was wir beim morgendlichen Aufwachen als Erholung, Erfrischung und Erneuerung erleben, dieses geheimnisvolle Wohlgefühl, was Heraklit mit den Worten umschrieben hat:

„Die verborgene Harmonie ist immer stärker, als die offenbare", erweist sich aus chronobiologischer Sicht als die Re-Synchronisation unserer de-synchronisierten Rhythmen, die wir als Müdigkeit und Erschöpfung erleben. Morgens ist die innere, ganzzahlige Übereinstimmung der Rhythmen am größten.

Eine wichtige Frage ist in diesem Zusammenhang, woher wir eigentlich unser musikalisches Vermögen beziehen. Alle anderen Künste haben ihr Vorbild in der Welt, ob wir mit Formen oder Farben, mit Dramaturgien, Skulpturen oder Bewegungen in der Kunst arbeiten, immer haben diese Kunstwerke eine Art Vorbild auf der Welt, aus dessen Nachahmung sie hervorgegangen sind. Woher nehmen wir das Gefühl für die Harmonie der Klänge? Wie kommt es, dass schon kleine Kinder höchste musikalische Begabungen haben, obwohl sie noch gar keine Welterfahrung mitbringen? Wo liegt der Reiz in der Welt, der uns zum Tanze lockt? Warum ist das Periodensystem der chemischen Elemente wie eine Tonleiter aufgebaut, wo die Oktaven immer wieder zusammenpassen? Was ist dieses Mehr, was der Gesang gegenüber der Sprache hat? Vor dem Hintergrund dieser Fragen kann man vielleicht empfinden, was es mit dieser verborgenen Harmonie auf sich hat, was auch Gadamer als die Verborgenheit der Gesundheit[8] bezeichnet. *Es ist die Einprägung der Sphärenharmonie in unsere rhythmische Organisation*, die, wenn sie in der rechten Weise in uns wirksam ist, uns das richtige Maß gibt, das Gefühl für den richtigen Zeitpunkt, was uns das Empfinden der Leichte beschert in unserem Körper und in der Musik, was uns das Gleichgewicht der seelischen und körperlichen Kräfte in der richtigen Weise immer wieder herstellen lässt. Es sind letztlich unsere Lebenskräfte, die aus dem Rhythmus dieser geheimen Symphonie hervorquellen und die uns das Erlebnis der Weltoffenheit und der Gesundheit zuteil werden lassen.

Die um den chronobiologischen Aspekt erweiterten Bereiche der Krebsforschung erbringen nun einen Zusammenhang zwischen Tumorkrankheit und Chaotisierung der rhythmischen Prozesse. So konnte z.B. gezeigt werden, dass bei Frauen mit einem Brustkrebs die Biorhythmen, v.a. der Wärmerhythmus, im Bereich des Tumors völlig anarch, d. h. ohne Ordnung sind und mit keinerlei äußeren oder inneren Rhythmen synchronisiert sind. Bezeichnend ist dabei, dass sie um so mehr gestört sind, je entdifferenzierter, je bösartiger der Tumor ist (C. M. Mansfield 1973, M. Gautherie und Ch. Gros 1977;[18,19]). Das "Klangbild" über einem Krebsherd entspricht etwa dem eines Orchesters, bei dem jeder Musiker seinen eigenen Dirigenten hat. Hierzu schreibt Prof. Hartmut Heine, Leiter des Anatomischen und klinisch-morphologischen Instituts, Universität Witten/Herdecke:

Gelingt es nicht, den Zirkadianrhythmus (Rhythmus mit einer Phasenlänge von 24 Stunden) der Grundregulation wieder in Gang zu bringen, wird keine, wie auch immer geartete Therapie dauerhaft greifen können. Dies wirft ein besonderes Licht auf den ungeheueren Wert der Prävention, d.h. der Eigenverantwortlichkeit jedes einzelnen.....

Hier liegt der Schlüssel zu einem weitergehenden Verständnis der Tumorkrankheit, aber auch progredient chronischer Krankheiten, die sich aus dieser Sicht nicht prinzipiell voneinander unterscheiden. Allerdings muss man sich bewusst sein, daß in fortgeschrittenen Krankheitsstadien das Orchester der systemischen Vernetzung bereits so schlecht gestimmt sein kann, dass es der ganzen Willenskraft eines außerordentlich überzeugenden Dirigenten bedarf, um wieder Harmonie schaffen zu können. Diese dirigierende Willenskraft muss der Patient, wenn auch unter Anleitung, selbst aufbringen. Der mit Krebs verbundene Rhythmusverlust zeigt darüber hinaus, dass die Lebensqualität eines Patienten weniger von einer durch therapeutische Maßnahmen erzwungenen Remission oder Verlängerung der Überlebenszeit um jeden Preis abhängt, sondern eher davon, dass Schmerz, Depressivität, Angst und Hilflosigkeit zurückgedrängt und soviel Aktivität, Selbständigkeit und soziale Integration wie möglich angeregt werden...

Heine hat hierzu das Profil der Grundregulation entworfen, ein Messverfahren, welches unabhängig von individuellen Faktoren das Maß der biorhythmischen Störung anzeigt.[20-22] Es soll nun im Weiteren beleuchtet werden, warum bei der Tumorerkrankung dieses gestörte Rhythmusgefüge auftritt.

Polarität und Dreigliederung

Auch in der etablierten Schulmedizin beginnt langsam ein Verständnis für den Zusammenhang bzw. die gegensätzliche Natur von fieberhaften Entzündungskrankheiten und der Krebserkrankung. So weiß man, dass Menschen, die häufig fieberhafte Erkrankungen durchmachen ein deutlich niedrigeres Karzinomrisiko haben.[23,24,26-28](Literaturübersicht auch bei[25]) Es ist ferner bekannt, dass auch infektiöse Komplikationen in der Tumorchirurgie in vielen Fällen die Prognose verbessern. So ist z.B. eine signifikante Verlängerung der Überlebenszeit bei Lungenkrebs festgestellt worden, wenn Patienten nach der Operation (z.B. einer Lappenentfernung) eine chronische Brusthöhleninfektion durchmachen. Bekannt ist ja auch, dass man sich die tumorfeindliche Wirkung der Wärme bei der sogenannten Hyperthermiebehandlung vor allem bei bösartigen Hauterkrankungen zu Nutze macht. Die gegenläufige Entwicklung der Tumorerkrankungen bzw. der Infektionskrankheiten wurde ja schon erwähnt.

Fieberhafte Infektionskrankheiten und Tumorkrankheiten haben also grundsätzlich eine polar gegensätzliche Natur. Dies wird auch aus der unterschiedlichen Dynamik der beiden Krankheitsentitäten ersichtlich. Bei einer fieberhaften Infektionserkrankung handelt es sich meistens um einen akuten Beginn mit starkem Krankheitsgefühl - Schmerzen, Fieber und insgesamt schlechtem Allgemeinzustand, der zumindest eine Bettruhe erforderlich macht. Der *ganze* Mensch ist von der Symptomatik betroffen, das Immunsystem ist in der Regel hoch aktiv, d.h. der ganze Körper setzt sich aktiv mit dem sich ausbreitenden Fremdleben in ihm auseinander. Wir sprechen auch von einer hyperergen Stoffwechsellage. Im Gegensatz hierzu steht der meist schleichende Beginn einer Karzinomerkrankung, zunächst ohne Krankheitsgefühl, ohne Symptomatik, ohne Schmerz, ohne Fieber. Oft wird die Diagnose nur zufällig gestellt, es ist auch nicht der ganze Mensch in den Krankheitsprozess zunächst einbezogen, sondern irgendwo im Körper entwickelt sich ein isolierter Herd, der vom Immunsystem nicht erkannt wird, gegen den keine systemische Reaktion einsetzt, so dass man es hier eigentlich mit einem passiven Immunsystem zu tun hat. Wir sprechen auch von einer anergen Reaktionslage des Organismus. Bei fieberhaften Infektionen und Krebs handelt es sich also um gegensätzliche, um polare Krankheitserscheinungen.

Dass lebendige Prozesse grundsätzlich in polaren Spannungsfeldern ablaufen, gehört zu den großen Geheimnissen des Daseins und ist eigentlich nur aus einer philosophischen Einsicht heraus zu ergründen, wie sie z.B. im Yin und Yang der alten chinesischen Medizin und Weisheitslehre gegeben ist. Will man sich die Gegensätzlichkeit der Welterscheinungen vergegenwärtigen, so kann man dies am Beispiel einer Begriffspaarbildung tun:

Freude – Schmerz
Licht – Finsternis
Ausatmung - Einatmung
Himmel – Erde
Zukunft – Vergangenheit
weit – eng
richtig – falsch
Liebe – Hass

Leben – Tod
Leichte – Schwere
gut – böse
warm – kalt
rechts – links
Frau – Mann
schön – hässlich
oben – unten

usw., man könnte die Reihe endlos fortsetzen. Auch Naturerscheinungen wie Bäume, Vogeleier oder Wolken zum Beispiel lassen sich in ihren Einzelerscheinungen jeweils so ordnen, dass eine Reihe mit zwei Extremen als Polarität und in der Mitte mit einem typischen Exemplar entsteht.

Grundsätzlich können wir sagen, dass sich das Leben von Leib, Seele und Geist des Menschen immer innerhalb von Polaritäten bewegt. Für das Verständnis entscheidend ist, dass ein Bewusstsein bzw. ein Erkenntnisleben sich immer an Gegensätzen entwickelt. Wir wüssten nicht was Freude ist, wenn wir nicht den Schmerz erfahren hätten. Ohne die Finsternis hätten wir gar kein Bewusstsein von Licht, wir würden es gar nicht erkennen. Das Bewusstwerden der Wärme setzt die Erfahrung der Kälte voraus. Philosophisch gesprochen bedeutet dies, dass die Welt sich grundsätzlich in zwei Hälften aufspaltet, damit Erkenntnis möglich wird. Das Ich braucht die Welt und die Welt braucht das Ich, um sich seiner bewusst zu werden. Wir brauchen das Böse, damit uns das Gute überhaupt bewusst wird, damit wir es erkennen und damit auch die Wahl der Entscheidung, d.h. die Freiheit haben. Das Bild in der Genesis vom Baum der *Erkenntnis* zeichnet diese Wahrheit mit biblischen Worten; vom Baum der Erkenntnis essen heißt, ein Ich auszubilden, selbständig durch Erkenntnis entscheidungsfähig und damit frei zu werden. Im paradiesischen Zustand war der Mensch nicht frei, dazu bedurfte es einer entgegengesetzten Welt. Rudolf Steiner nennt eine Grundpolarität, die in allen Gegensätzlichkeiten unseres Bewusstseins mitschwingt, und dies ist das Wesen der Sympathie und Antipathie als die Urkräfte alles seelischen Lebens, als "Nachhall der Vertreibung" sozusagen.

Goethe drückt im "Westöstlichen Divan" die Geburtsstunde der Welt in ihren polaren Erscheinungen in folgender Weise aus:

Als die Welt im tiefsten Grunde
lag an Gottes ewiger Brust,
ordnet er die erste Stunde
mit erhabener Schöpfungslust,
und er sprach das Wort: es werde!
Da erklang ein schmerzlich ach!
Als das All mit Machtgebärde
in die Wirklichkeiten brach.
Auf tat sich das Licht! So trennte
scheu sich Finsternis von ihm,
und sogleich die Elemente
scheidend auseinander fliehn.

Aus dieser elementaren Wahrheit heraus entwickelte Goethe das Gesetz von Polarität und Steigerung, von dem er sagte: „Dasselbe Gesetz wird sich auf alles übrige Lebendige anwenden lassen“. In diesem Sinne sprach auch schon Paracelsus von der polaren Natur aller Lebensprozesse, wobei er Pol und Gegenpol mit Sal (Salz) bzw. Sulfur (Schwefel) und das ausgleichende rhythmische Prinzip das Merkuriale (Quecksilber) nannte. Merkur ist in der alten Mythologie der Götterbote, also der Vermittelnde zwischen Himmel und Erde. Nach dem Planeten Merkur ist auch das Quecksilber benannt, weil es als flüssiges Metall einen Ausgleich zwischen dem Festen und dem Flüchtigen herstellt. Auf den menschlichen Organismus angewendet würde dem Sal – Pol der Kopf mit dem Zentralnervensystem und den Sinnesorganen entsprechen, der Sulfur-Prozess bezeichnet das Stoffwechselgeschehen unserer Bauchorgane, und dem Merkurialen entspricht das rhythmische Element in der Form und Tätigkeit der Brustorgane. Schiller sprach in diesem Zusammenhang von Formtrieb und Stofftrieb als Polarität, die ausgleichende rhythmische Mitte nannte er den Spieltrieb.

In der anthroposophischen Geistesforschung ist der Dreigliederungsgedanke von Rudolf Steiner wieder neu aufgegriffen und als Universalgesetz für das naturwissenschaftliche moderne Bewusstsein und in die Medizin wieder eingeführt worden.[29-32.] Es findet nicht nur im Bereich der menschlichen Seele als Denken, Fühlen und Wollen, sondern auch im sozialen Leben, in der Tier- und Pflanzenkunde, in der Religion (Trinität), in der Embryologie (Der Mensch entsteht aus drei Keimblättern) und in vielen anderen Bereichen unseres Lebens Anwendung und bestätigt immer wieder eindrucksvoll seine universelle Gültigkeit.
In diesem Sinne ist auch unser Leib aus dem Gesetz der Polarität und Steigerung gebildet, indem er grundsätzlich in ein Nervensinnessystem, in ein rhythmisches System und in ein Stoffwechselgliedmaßensystem gegliedert ist. Hierbei verhalten sich Nervensinnessystem und Stoffwechselgliedmaßensystem wie Polaritäten zueinander, die in dem mittleren rhythmischen System ihren Ausgleich finden.
Unser Dasein und unser Körper sind in die Polarität von Leben und Tod, letztlich zwischen Himmel und Erde eingespannt. In unserem Bauch herrscht das volle Leben im aufbauenden Stoffwechsel, hier schläft das Bewusstsein. In unserem Kopf treten die aufbauend vegetativen Kräfte zugunsten der mentalen Prozesse (Sinnesorganleben, Denken usw.) zurück.
Das Nervensinnessystem dient uns als Grundlage für das Vorstellungsleben. Das Stoffwechselgliedmaßensystem ist die Voraussetzung dafür, einen Willen entfalten zu können (man darf die Vorstellung des Willens nicht mit der eigentlichen Willenskraft verwechseln; wir können zwar eine Willenskraft als Motiv oder Begierde vorstellen, die Umsetzung dieses Willens läuft aber völlig unbewusst ab und stützt sich dabei als Grundlage auf das Stoffwechselgliedmaßensystem). Das mittlere rhythmische System bildet eine Mitte zwischen dem bewussten Pol des oberen Menschen und dem unbewussten Stoffwechselgliedmaßensystem; es ist die Grundlage der Gefühls- und Empfindungsvorgänge,

die sich in einem halbbewussten Zustand abspielen. Wenn wir z.B. etwas Schönes sehen, bringt uns das Nervensinnessystem den Gegenstand zu Bewusstsein, die Qualität des Erlebnisses des Schönen wird uns durch unser rhythmisches System vermittelt. In dem Bedürfnis, den schönen Gegenstand haben zu wollen, spiegelt sich der Wille in unserer Vorstellung. Die ganzen Kräfte, die dazu erforderlich sind, dass wir zu dem Gegenstand hingehen und ihn uns aneignen, die Stoffwechselkräfte in unseren Gliedern und in unseren Organen, laufen völlig unbewusst ab.

Auch die Zeitbegriffe Vergangenheit, Gegenwart und Zukunft reihen sich in das dreigliedrige System ein; mit unserem Vorstellungsleben bearbeiten wir im Prinzip immer nur das Gewesene, die Vorstellungen werden aus den Bausteinen der Erinnerungen des Gedächtnisses gebildet. Wir können zwar auch Vorstellungen vom Zukünftigen uns bilden, aber dies sind eben nur Vorstellungen, die aus schon Erfahrenem zusammengesetzt werden. Die wirklich zukünftigen, noch unbewussten Dinge werden aus unseren Stoffwechsel- und Gliedmaßenkräften entwickelt. Würde der Mensch nur aus einem Kopf bestehen, gäbe es keine Weiterentwicklung in die Zukunft hinein, wir könnten lediglich Gewesenes reflektieren. Das Gegenwartserleben in der Mitte der beiden Pole ist nur durch den Empfindungsorganismus des Menschen möglich, alles Fühlen und Empfinden lebt nur in der Gegenwart; wir können zwar auch ein Gefühl erinnern, aber um es wieder zu haben müssen wir es immer aktuell neu erzeugen. Ein Gefühl kann nicht vorgestellt werden, es kann nur in der Gegenwart erlebt werden. In unser Gefühl ragen Vergangenheit und Zukunft lediglich als halbbewusste Vorgänge, z.B. als Reminiszenz oder als Ahnung herein.

Im Leiblichen sind z.B. Kopf und Hand eine Polarität. Schon rein morphologisch stellt sich der Kopf als ein in sich abgerundetes und geschlossenes Gebilde dar, die Knochen der Hände strahlen gleichsam auseinander und zergliedern sich in immer kleiner werdende Einzelteile. Unser Kopf ist morphologisch eine Kugel , ein ganzheitlich zusammenfas-

sendes Organ, es ist aus den Kräften der Vergangenheit gebildet; in ihm kommt zum Ausdruck, was wir geworden sind. Unsere Gliedmaßen sind im Gegensatz zum Kopf ein auseinanderstrahlendes, ein sich zergliederndes und sich öffnendes Gebilde. Mit unseren Gliedmassen arbeiten wir an der Zukunft. Der Brustkorb mit den Rippen ist ein Zwischending, nach oben will er Kopf werden, sich abschliessen, und nach unten öffnet er sich dem Umkreis wie die Gliedmassen. Die Rippen sind Schalenelemente und Gliedmassen zugleich und bewegen sich rhythmisch im Atmen zwischen den Polen.
Dass unsere Hände und insbesondere die Fingerbeeren Organe mit höchster Sensibilität und starker Durchblutung sind, entspricht in gewisser Weise dem Kopf. Auch hier kommt durch das Zusammenwirken von Nervensubstanz und Blut im Gehirn das Bewusstsein zustande. Unsere Fingernägel entsprechen den Haaren des Kopfes, beide Gebilde bestehen aus der Hornsubstanz Keratin. Das Individuelle unseres Gesichtes entspricht unserem individuellen Fingerabdruck. Kopf und Hand stehen sich also als Polares gegenüber wie hell und dunkel oder wie innen und außen, gegensätzlich und doch verwandt, auseinander hervorgehend.

Man kann das Prinzip der Polarität im menschlichen Körper noch an einem anderen Beispiel sehr deutlich machen. Wenn man sich die Organe Gehirn und Leber gegenüber stellt, so hat man es mit zwei völlig gegensätzlichen Organbildungen zu tun. Morphologisch ist die Leber ein Gebilde, was ganz aus einem zentralen, flüssig - plastischen Bildeimpuls geformt ist. Die Leber besteht eigentlich nur aus Wölbungen und trägt dadurch die Signatur eines kindlichen Organismus'. Das Gehirn ist morphologisch ein völlig zerfurchtes Organ,welches plastisch wie von außen zubereitet erscheint; in seiner avitalen, nicht regenerationsfähigen Nervenzellsubstanz steht es im konträren Gegensatz zur Leber, die eine hohe Zellteilungs- und Regenerationsfähigkeit hat. Wir können auch sagen, das Gehirn ist ein alterndes

Organ, so wie das Gesicht des alten Menschen von Furchen und Falten geprägt ist. In diesem Sinne ist das Gehirn auch ein latent sterbendes Organ, es hat den höchsten Blut- und Sauerstoffbedarf unseres ganzen Körpers, und wenn man die Blutzufuhr für nur kurze Zeit unterbindet, resultieren schon irreparable Schäden dieses Organs; es muss also quasi ständig vom Blut überflutet werden, um am Absterben gehindert zu werden. Ganz im Gegensatz hierzu die Leber, die auch eine dauerhafte Unterbindung ihrer arteriellen Blutzufuhr meist ohne Schäden toleriert. Auch relativ schwere toxische Schädigungen kann die Leber überwinden und sich immer wieder erholen. Die ganze Vitalkraft in der Leber, die im Stoffwechsel tätig ist (man kann die Leber mit einer Chemiefabrik vergleichen, in der Millionen von verschiedenen Stoffen umgesetzt werden) fehlt quasi im Gehirn (hier sind diese Vitalkräfte frei, und wir erleben sie als Vorstellungs- und Denkqualität). Die "Substanz", aus der unsere Gedanken gebildet sind, ist in der Leber im Biochemismus tätig. In diesem Zusammenhang erscheint die Wirkung zum Beispiel des Alkohols in einem ganz neuen Licht; der Alkohol, der normalerweise ein Desinfektionsmittel ist, also Mikroorganismen und Bakterien abtöten kann, entfaltet diese abtötende Wirkung in gewisser Weise auch in unserem Organismus, und das in diesem Sinne frei werdende Leben erfahren wir als die euphorisierende oder berauschende Wirkung des Alkohols. Dass wir Bewusstsein bzw. Selbstbewusstsein entwickeln können, geht immer auf Kosten der Lebensprozesse. Geistiges Leben geht immer mit biologischem Tod parallel.[34,35]

Die Geschichte des Prometheus bringt diese Zusammenhänge in der griechischen Sage in ein Bild: Prometheus als derjenige, der den Menschen das Feuer, in diesem Zusammenhang Bild für die Erkenntnis, gebracht hat wird an einen Fels gekettet. Jeden Tag frisst ihm ein Adler, der in diesem Fall das Denken symbolisiert, die Leber aus dem Leib, die dann bei Nacht im Schlaf wieder nachwächst.

Das Prinzip der Polarität und Steigerung bzw. das Dreigliederungsprinzip durchzieht alle unsere Lebensvorgänge, immer wirken die drei Systeme zusammen, und das Überwiegen bzw. das zu schwach werden eines System erzeugt die Krankheitssymptome. Auch hierzu ein Beispiel:
Unsere Haut als Organ ist ein dreigliedriges Gebilde, es besitzt eine absterbende Oberflächenschicht, in der die Nervenendigungen sitzen. Diese Schicht entspricht dem Nervensinnessystem und hängt über die Wahrnehmungen mit dem Wachbewusstsein zusammen. Das Unterhautfettgewebe mit seinen unbewusst arbeitenden Schweiß- und Talgdrüsen ist ein stoffwechselaktives Areal und entspricht dem Stoffwechselgliedmaßensystem, wobei hier auch kleine Muskeln vorhanden sind, die die Haare aufrichten. Die Haare sind quasi die Gliedmaßen des Hautorganismus. In der mittleren wellenförmig gestalteten Coriumschicht laufen die Blutgefäße, über die die ganzen rhythmischen Prozesse (Wärmeregulation, Flüssigkeitsregulation, arterielle Grundschwingung und vieles mehr) gesteuert werden. Überwiegen jetzt zum Beispiel im Hautbereich die Stoffwechselkräfte, dann haben wir das Bild der Akne vor uns. Es laufen hier wirklich übersteigerte Verdauungsprozesse ab, die bis zu einer narbigen Destruktion führen können. Von der seelischen Dynamik her gesehen handelt es sich hier um „ein zu wenig abgegrenzt sein" gegenüber der Umwelt, wie man es z.B. bei jungen Menschen in der Pubertät in einem übertriebenen Anpassungszwang erleben kann.[36] Dies entspricht einem Überhandnehmen der Sympathiekräfte innerhalb des Hautorganismuses. Wenn man jetzt das Gegenteil hiervon betrachtet und sich das Bild des zu stark Abgegrenztseins vor Augen hält, dann entsteht zunächst die vornehme Blässe als noch gesunder Zustand der Haut. Wird der Hautorganismus noch mehr mit Antipathiekräften durchsetzt, entsteht das Bild der Sklerodermie(Hautverkalkung), wo der Krankheitsprozess von peripher nach zentral fortschreitend, also umgekehrt wie bei der Akne, zunächst die Hände und dann das Gesicht befällt und nicht selten durch zunehmendes

nach innen Wandern und Befall der Speiseröhren- und Luftröhrenschleimhaut zum Tode führt. Hierbei handelt es sich um ein Überhandnehmen der Nervensinnesdynamik in der Haut; diese verliert zunächst an Elastizität, das Gesicht wird maskenhaft starr, die Haut weist Kalkeinlagerungen auf, wird dünn, rissig und zeigt vor allem an den Fingern richtige Nekrosezonen, also Bereiche, in denen das Gewebe abstirbt.

Beide Erkrankungen können durch die Stärkung des rhythmischen Systems geheilt werden, indem durch die Harmonisierung von sklerotisierenden und vegetativen Kräften die Vereinseitigungen korrigiert werden.

An dieser Stelle muss ein wichtiger Einwand gemacht werden; es gehört zu den Unausweichlichkeiten des menschlichen Lebenslaufs, dass gewisse Entwicklungsschritte in unserer Biographie immer von Krisen, Krankheiten, Zweifeln oder Harmoniestörungen begleitet werden. Es kann also auch, wenn das rhythmische System zu stark emanzipiert ist, ein penetrant gesunder, zwanghaft harmonischer Lebenslauf entstehen, in dem keine Krise und keine Krankheit den monotonen rhythmischen Ablauf unseres Daseins irritieren. Man darf sich nicht dem Irrtum hingeben, dass das Ich des Menschen, welches zwar schon als Mittewesen in gewisser Weise im rhythmischen System, als Waage zwischen den Polen lebt, ein nur harmonisierendes und ausgleichendes ist; es ist gleichermaßen auch der Chaot, der Störer des Rhythmus, der in seinem Wandlungsbedürfnis Unfrieden und Krisen stiftende Störfaktor in unserem Organismus. In diesem Sinne ist jedes Überwinden von Krankheit und Krise ein neues Erringen der Identität auf einem höheren Niveau, ein Wiederentdecken des Verlorenen, ein Gewahr werden dieser geheimnisvollen Gesundheit durch die Krankheit. Ohne Krankheit würden wir die Gesundheit nicht erkennen, wir würden sie überhaupt nicht bemerken. Das Rhythmische muss also immer wieder gestört werden, um sich selbst dann wieder zu finden. Insofern vollzieht sich Entwicklung, sowohl die biologische wie auch die biographisch seelisch geistige, nie linear, sondern immer in rhythmischen Prozessen.

Krebs als Schwäche des rhythmischen Systems

Vor dem Hintergrund des Bisherigen kann man jetzt die Entstehung einer bösartigen Neubildung vielleicht aus einem anderen Blickwinkel besser verstehen. Wir wollen dies am Beispiel einer Leukämie darstellen. Vorab noch etwas Grundsätzliches: Das Wesen einer Krankheit verstehen heißt, den Prozess verstehen, aus dem heraus sie entsteht; welche Tätigkeiten sind am Werk, welche Kräfte wirken zu schwach und welche zu stark, was fehlt zur gesunden Funktion bzw. was fehlt (!) dem Patienten? Die Sprache verstehen, die die Krankheit spricht, heißt, den Weg zur Heilung verstehen.

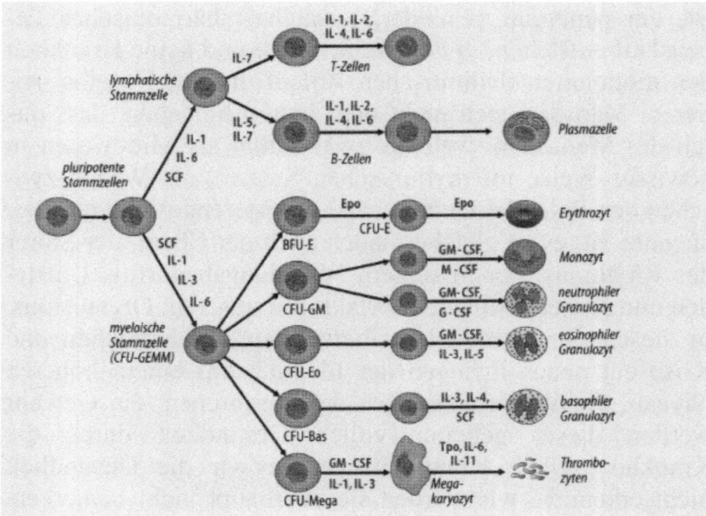

aus Schmidt, Thews, Lang;
Physiologie des Menschen, Springer Verlag 2000

Die Abbildung zeigt ein Stammbaumschema der menschlichen Hämatopoese, d.h. der Entwicklung der Blutzellen, wie sie sich im Knochenmark vollzieht. Was hier in einzelnen Entwicklungsschritten dargestellt ist, ist in Wirklichkeit ein dynamisches Entwicklungsgeschehen, ein permanenter Fluss einer Zellverwandlung von einem indifferenten in einen differenten Zustand. Links haben wir die pluripotenten Stammzellen, aus denen potentiell alle spezialisierten Blutzellen entstehen können. Im Lichte der Dreigliederung gesehen entspricht die linke Seite dem Stoffwechselgliedmaßenbereich, hier sind alle Zukunftsoptionen offen; hier herrscht hohe vegetative Potenz, wo alle Entwicklungsrichtungen möglich sind (z.B. entsprechend der Vielfalt des Lebermetabolismus). Die rechte Bildhälfte entspricht dem Nervensinnessystem; hier haben wir die ausdifferenzierten und spezialisierten Lebensformen, die auch dem Zelltod, also den Absterbeprozessen unterworfen sind. Eine Stammzelle stirbt nicht, sie teilt sich immer und immer wieder aufs Neue, ein rotes Blutkörperchen (= Erythrozyt, s. Abb.) lebt zum Beispiel nur 120 Tage. Viele ausdifferenzierte Blutzellen haben als immunkompetente Zellen (im Bild rechts unten) auch eine *Wahrnehmungsfunktion,* indem sie zum Beispiel fremde Zellen, Bakterien, Viren oder Schadstoffe *erkennen* und zerstören können. Auch die Furchung der Zellkerne (Granulozyten) entspricht der morphologischen Signatur des oberen Menschen (Gehirn). Je weiter wir also in der Reihe nach rechts gehen, desto mehr verliert sich die Wandlungsfähigkeit der Zellen zugunsten einer definierten Spezialisierung. Wir können auch sagen, die ausdifferenzierten Zellen auf der rechten Seite unterliegen einer Wandlungsstarre. Wenn wir dieses nochmals auf den Gesamtorganismus reflektieren, finden wir das Prinzip der Wandlungsstarre z.B. im Ohr auf die Spitze getrieben. Dieses Organ ist eine völlig erstarrte, ja fast schon degenerierte Gliedmaße. Die Gehörknöchelchen befinden sich in einer Art dauerhaftem Krampfzustand, um für die Luftschwingungen sensibel zu werden. Dem Sinnesorgan Ohr ist es völlig gleichgültig, was durch es hindurchgeht, es erfährt dadurch überhaupt keine Beeinträchtigung oder Veränderung, das Prinzip der Wandlungsstarre ist hier vollkommen erreicht. Das Auge im Gegensatz hierzu hat eine reiche Palette an Reaktions – und Ausdrucksmöglichkeiten. Es kann glotzen, blinzeln oder staunen, es kann zumachen oder wegschauen, es kann lachen oder weinen, die Pupille kann weit und eng werden und die Linse flach oder rund. Am Ohr wird man keinerlei Unterschied feststellen, ob hier eine Bachkantate, Gänsegeschnatter oder die Strafpredigt eines Chefs hindurchgeht. All diese verschiedenen Qualitäten ändern an der Ohrphysiologie nichts.

Wir haben also zwei Pole, zwischen denen die Bildung der Blutzellen als dynamischer Metamorphoseprozess verläuft, den Stoffwechselpol mit den vitalen Stammzellen und den Nervensinnespol mit den wahrnehmungsfähigen, "sterblichen" Blutzellen. Die Verhältnisse sind gesund, wenn das rhythmische System die vegetativ indifferenten Kräfte der linken Seite mit den katabol differenzierenden Kräften der rechten Seite in der richtigen Weise verbindet, wenn es in einem rhythmisch plastischen Prozess die einzelnen Entwicklungsstufen ineinander überführt. Was passiert nun bei der malignen Entartung einer Zelle. *Wenn die Mitte, das rhythmische Gleichgewicht von Zellsprossung und Wachstum auf der einen und Zelldifferenzierung und Spezialisierung auf der anderen Seite zusammenbricht, emanzipiert sich das entdifferenzierte von links und wird von der rechten Seite in diesem Zustand fixiert.* Zum Beispiel wird bei einer akuten Leukämie *eine* einzelne isolierte Phase, z.B. eine myeloische Stammzelle (Knochenstammzelle s.Abb.), des ansonsten dynamischen Zellverwandlungsprozesses herausgegriffen; der zellbildende Prozess erstarrt in einem isolierten Zustand und die Wucherung entsteht dann dadurch, dass die Wachstumskräfte von der linken Seite nicht mehr entsprechend beherrscht und geformt werden. Der Tumor hat also die Stoffwechselaktivität des unteren Menschen und die Wandlungsstarre des oberen Menschen. Je stärker die rechte Seite überwiegt, und das ist meistens der Fall, desto entdifferenzierter, d.h. bösartiger wird der Tumor. Mit anderen Worten, je früher die Erstarrung im Wandlungsprozess einsetzt, also der Impuls von der rechten zu der linken Seite hin durchschlägt, um so unkontrollierter wird das Wachstum. Die auf diese Weise entartete Zelle fällt aus dem Ordnungsgefüge des Gesamtorganismus heraus und beginnt ein Eigenleben, welches vom Immunsystem als solches nicht mehr erkannt wird. Normalerweise entstehen in unserem Organismus in jeder Sekunde mehr oder weniger entartete Zellen, die auch sofort als solche erkannt und durch das Immunsystem zerstört werden. Die bösartige Zelle ist so gesehen eine ganz junge Zelle, die den regelrechten Alterungs- bzw. Reifungsprozess nicht mitmacht. In der Tumordiagnostik macht man sich z.B. den Umstand zunutze, dass von diesen Zellen sogenannte embryonale Eiweißstoffe produziert werden, d.h. Stoffe, deren Auftreten eigentlich nur in der Embryonalentwicklung gesund ist. Wenn man also das Wesen der Krebserkrankung zunächst nur auf der zellulären Ebene betrachtet, hat man es im Prinzip mit einem *jungen*, entwicklungsfähigen Zellzustand zu tun, der an den Entwicklungsgesetzmäßigkeiten des Gesamtorganismus nicht mehr teilnimmt und somit aus dem harmonischen Gefüge des Ganzen herausfällt. Der Zellzyklus, wie man das Geschehen von der Stammzelle bis zum Zelltod (Apoptose) nennt, bricht in seinem rhythmisch phasischen Verlauf, indem der eine in den anderen Zustand oder Differenzierungsgrad überführt wird, zusammen und stagniert bzw. staut sich in einem wuchernden Prozess. Wir können also nochmals zusammenfassend sagen, dass beim Versagen der rhythmischen Ausgleichsdynamik zwischen polaren Kräften die Pole ineinander stürzen und unvermittelt ihre Wirkung im Tumorgeschehen entfalten.

Kommen wir noch einmal auf das Ohr zurück; da gibt es diese Aussage Rudolf Steiners, dass das Ohr eine organgewordene Geschwulst sei bzw., dass das Karzinom ein Sinnesorgan, insbesondere ein Ohrbildeprozess an der falschen Stelle sei.[39-41.] Wie ist das zu verstehen? Das Ohr zeigt in seiner Entwicklung und in seinem Organcharakter viele Merkmale, die dem eines Tumors ähnlich sind. Da haben wir zum Beispiel diese Frühreife, dieses frühzeitige Abschließen der Entwicklung, wie wir es bei der Krebszelle charakterisiert haben; schon das äußere Ohr ist bei Geburt bereits ausgewachsen und ausgereift; es zeigt als plastisches Gebilde eine Überbetonung der Muldung und Furchung gegenüber der sonst typischen Dominanz der Wölbung beim kindlichen Organismus. Das knöcherne Schädelwachstum ist im Ohrbereich als erstes abgeschlossen. Die Gehörknöchelchen sind die ersten Knochen am ganzen Körper, die ihr Wachstum beenden und völlig durchmineralisiert sind. Auch ist der Gehörnerv der erste Nerv im gesamten Organismus, der seine Myelinisierung abschließt.[38] Myelinisierung bedeutet, dass sich um die Nervenstränge bzw. um die Ausläufer der Nervenzellen im Laufe der Entwicklung eine Hülle aus Fett und Eiweiß, Myelinscheide genannt, bildet, die die Leitungsgeschwindigkeit des Nerven erhöht je dikker diese Hülle wird. Die meisten Nerven werden erst nach der Geburt vollständig myelinisiert, d.h. die Funktion des Nerven entwickelt sich erst an der Tätigkeit, so sind z.B. die Beinnerven erst myelinisiert, wenn das Kind gehen gelernt hat. Die Ausreifung des Augennervs entwickelt sich am Sehen. Manche Nervenstrukturen im Gehirn sind erst im mittleren Lebensalter voll ausmyelinisiert. Die Myelinisierung des Hörnerven ist bereits in der 18. Schwangerschaftswoche beendet[38]! Der Hörnerv ist der frühreife Nerv! Das Felsenbein, in dem unser Innenohr sitzt, ist der härteste Knochen im ganzen Menschen wie schon der Name sagt. Er entwickelt diese hohe Dichte schon sehr früh, wenn noch die meisten Knochen des Körpers in einem knorpeligen Zustand sind. Auch dies gehört zum Wesen des bösartigen Wachstums, dass der Tumor gegenüber seiner Umgebung meistens eine höhere Dichte und Festigkeit einnimmt, was z.B. der tastenden Hand des Chirurgen das Auffinden eines Tumors im Bauch erleichtert. Wir sehen also, dass die Frühreife ein gemeinsames Wesensmerkmal von Tumor und Ohrbildeprozess ist. Auch der Charakter der Wandlungsstarre, wie wir ihn bei der Tumorzelle beschrieben haben, gehört zum Wesen des Ohrs. Im Vergleich zum Gesicht bzw. zu den Augen ändert es im Laufe des Lebens seine äußere Form nur unwesentlich. Man muss sich ja klar machen, dass das ganze Gebilde Ohr ein erstarrter Bewegungsorganismus ist; bei vielen Tieren ist die Gliedmaßennatur des Ohrs in ihrer Beweglichkeit noch offensichtlich.

Ohrwachstum und Tumorwachstum haben also eine innere Wesensbeziehung. Eine Eigenschaft des Tumors, welche das Ohr nicht hat, ist die hohe Zellteilungsrate. Diese kommt aus dem unteren Menschen. Je weiter wir vom Bauch zum Kopf heraufsteigen, desto mehr nehmen die regenerativen Kräfte bzw. die Zellteilungspotenz der Gewebe ab. Unser Darm z.B. produziert jeden Tag etwa 250 g neue Zellen (das sind mehrere Milliarden Zellen), ebenso haben unsere Keimdrüsen und die anderen inneren Organe, vor allem die Leber, eine enorme Zellteilungs- und damit Regenerationsfähigkeit. In unserem Nervensinnessystem hingegen und insbesondere im Gehirn finden nach der Geburt fast keine Zellteilungsvorgänge mehr statt. Man kann letztlich also sagen, das Karzinom ist nicht nur ein Sinnesorgan an der falschen Stelle, es ist auch ein Stoffwechselprozess, der sich ins Nervensinnessystem hineinschiebt, wo er eigentlich nicht hingehört.

So wie sich das Leben der Farben zwischen Licht und Finsternis als Polarität abspielt, so spielt sich die ganze Farbigkeit unseres Lebens im Wandel zwischen den Gegensätzen des oberen und unteren Menschen bzw. des geistigen und des physischen Lebens ab. Auf der einen Seite unterliegt der Mensch immer der Gefahr, sich zu verkrampfen, sich zu verspannen und zu überfordern, wenn der obere Nervensinnesmensch zu stark wird; auf der anderen Seite droht er auch immer einzuschlafen und das Leben zu verschlafen, wenn der untere Mensch zu stark wird. Unser Ich lebt sozusagen als Künstler im Spannungsfeld von divergierenden Impulsen.

Nun ist ja das Leib–Seele-Problem so alt wie die Menschheit. Um wirklich zu verstehen, was sich bei der Krebserkrankung physisch leiblich abspielt, muss man versuchen, sich an diesen Bereich heranzutasten, wo sich sozusagen Leib und Seele berühren. Im unteren Menschen, in unseren Bauchorganen durchdringen sich die physischen und die seelisch geistigen Kräfte; sie sind hier eng ineinander verschlungen, sie sind an den Leib gebunden, so dass wir hier nichts von ihnen erleben. Was man für gewöhnlich als Unterbewusstsein bezeichnet, deckt sich in gewisser Hinsicht mit diesen Kräften. Die sexuellen Erlebnisse z.B. sind drüsige Organprozesse aus dem Urogenitalbereich, die in gewissen Situationen (Orgasmus) ins Bewusstsein heraufdringen. In diesem Fall besteht die Ausnahmesituation, dass das von den Organwelten absorbierte Seelische ins Bewusstsein durchschlägt. Von den Vorgängen in unserer Leber haben wir fast kein Bewusstsein; sie unterfüttern lediglich unser normales Erleben mit einer gewissen vitalen Fülle, ohne die wir in einen Zustand der Antriebslosigkeit und Depression verfallen würden. (Die Leber müsste eigentlich *der* Leber i.S. von “derjenige, der lebt“ oder “die Leberin“ heißen). Würde das Lebergeschehen in gleicher Weise wie das Uro-

genitale in der Sexualität ins Bewusstsein heraufwallen, dann wären wir von einem intensivsten Vitalitätsgefühl völlig überwältigt. Erleben heißt immer, dass die seelisch-geistigen Kräfte frei sind, dass sie nicht in den physisch zellulären Stoffwechselprozess hineingebunden sind, sondern uns in der Wachheit frei zur Verfügung stehen.
Es gibt nun einen Bereich in unserem physischen Dasein, der eigentlich noch keinerlei Struktur hat, aus dem heraus alle lebendige Form erst entsteht. Dieser Bereich ist der Extrazellulärraum bzw. das Lymphatische, was alle Zellen des Körpers umschließt. Über den Extrazellulärraum sind alle Zellen des Körpers miteinander verbunden. Es ist das wässrig lymphatische Urmilieu, aus dem alles Leben heraus sozusagen entsteht. Es ist dieses absolut fein subtile und empfindlich reagible Milieu, von dem aus jeder plastische Prozess seinen Anfang nimmt. Es ist das Allerjüngste in unserem Organismus, in das sich noch keinerlei Struktur eingeschrieben hat; es ist das überhaupt in nichts Festgelegte, das voraussetzungslose Milieu lebendiger Vorgänge. Man muss sich das Geschehen im zellulären Bereich ebenfalls dreigegliedert denken. Wir hatten den Menschen in seiner Dreigliedrigkeit dargestellt als Nerven- Sinnes-Mensch im bewussten Kopfbereich, als Stoffwechsel- Gliedmassen-Menschen im unbewussten unteren Bereich und als einen rhythmischen Menschen im mittleren, halbbewusst fühlenden Brustbereich. Die Zeitbegriffe Vergangenheit, Zukunft und Gegenwart reihen sich in diese Gliederung mit ein. Goethe folgend, dass sich das dreigliedrige Prinzip von Polarität und Steigerung auf "alles übrige Lebendige wird anwenden lassen", kann man auch das Zelluläre einmal unter diesem Aspekt beleuchten: Der Zellkern mit den Chromosomen entspricht dem Kopfpol. Die Chromosomen bewahren als Substanzgedächtnis unsere rein stoffliche Zusammensetzung in einer Art Schrift auf. Der Kern ist der spezialisierte Teil der Zelle, das speziell Gewordene. Analog repräsentiert unser Kopf das individuell Gewordene (in unserem Bauch sind wir weniger individuell!). Im Zellplasma

spielt sich die geschäftige Gegenwart ab, das Zellplasma ist der vermittelnde Bereich zwischen Zentrum (Kern) und Peripherie (Extrazellulärraum), seine Aktivität ist auf den gegenwärtigen Bedarf ausgerichtet. Aus dem Extrazellulärraum, der neben dem "Wässrigen" mit der sog. Grundsubstanz ausgefüllt ist, kommt uns das Zukünftige entgegen.[95] Diese Grundsubstanz ist so zart plastisch bildsam, dass sie zum Aufnahmeorgan für Wandlungsimpulse aus dem seelisch geistigen Bereich wird. In diese Grundsubstanz werden zarteste Wärmeprozesse einmodelliert, wobei sich hier das Leben immer der rhythmischen Dynamik bedient. So erzeugt auch jeder biochemische Vorgang ein elektromagnetisches Schwingungsmuster[20] und feinste Lichtwirkungen[42], welche das ganze System durchlaufen, so dass hier komplexeste Resonanzphänomene entstehen, die das Ganze zu einem symphonischen Synergismus zusammenschließen. Die Wärme ist hier sozusagen die verdünnteste "Substantialität", welche das Bindeglied zu den seelisch-geistigen Prozessen herstellt. Die Wärme ist die indifferenteste physische Erscheinung überhaupt, sie ist die einzige Qualität, die der Mensch in sich aufnimmt, ohne dass sie dabei ihr Wesen verändert oder sonst irgendwie verändert wird; es gibt auch keinen definierbaren Qualitätssprung im Übergangsbereich von der leiblichen zur seelischen Wärme. Sie ist die Ausgangsqualität, das Zeugungsmilieu alles physisch lebendigen Werdens. In diesem extrazellulären Bereich befindet sich die Eiweißsubstanz in einem ungeordneten Zustand mit höchster Reagibilität auf äußere Einflüsse. Die Imponderabilien (Energien, Wärmeprozesse, "Kräfte" im weitesten Sinne, also auch Willenskräfte!) „tönen" hier hinein und strukturieren dadurch die dünne Substantialität in einer Art Resonanzmuster. Struktur entsteht immer aus Rhythmus in der Wärme. Auch jeder Antikörper, der in unserem lymphatischen Milieu gebildet wird, ist in diesem Sinne als eine Art Echo auf eine Außenweltwirkung zu betrachten. Die Reagibilität des Systems korreliert mit der Aktivität unserer immunologischen Vorgänge.

Voraussetzung hierfür ist eine entsprechende Gestimmtheit und Schwingungsfähigkeit dieses immunologischen Resonanzkörpers. Im oberen Nervensinnes-Menschen nennt man das die Aufmerksamkeit, was sich im Stoffwechselbereich als immunologische Vorgänge abspielt.
Die physikochemischen Grundlagen dieser Vorgänge hat der belgische Nobelpreisträger Ilya Prigogine (1977) mit seiner Arbeit über die dissipativen Strukturen geliefert. Er hat gezeigt, dass durch Zufuhr von Wärme in ein labiles, chaotisches System, also z.B. den Extrazellulärraum, eine höhere Ordnung, d.h. Struktur entsteht. *"...durch Zufuhr von Energie ...bilden sich zum Beispiel rhythmisch schwingende chemische Systeme (chemische Uhren), oder es treten zeitliche und räumliche Muster und Strukturen auf. Statt dem Ausdruck "dissipativ" gebraucht Prigogine auch Begriffe wie "supramolekular" oder "kohärent". Er will damit sagen, dass sich die Energie, die den Umschlag in den Ordnungszustand bewirkt, in kürzester Zeit über das ganze System ausbreitet, dass sie über die Dimension einzelner Moleküle hinausreicht, die Einheiten der Materie kooperativ miteinander verbindet, sie kollektiviert und aus ihnen ein Ganzes formt"*[42]. Die moderne naturwissenschaftliche Forschung nähert sich hier von der stofflichen Seite her einer Erscheinung, die man in der anthroposophischen Geisteswissenschaft das *Ätherische* nennt. Es stellt gleichsam als nicht materielle einerseits und andererseits unbewusste *Lebenssubstanz* die Verbindung zwischen den seelisch-geistigen Formkräften und der Materie her. Das Ätherische ist sozusagen das Bindeglied zwischen Leib und Seele.[34]
Wenn wir jetzt einen Schritt aus dem protoplasmatischen Wärmemilieu in Richtung Seelisch-Geistiges tun, die Leib-Seele-Grenze durch die Wärme hindurch also überschreiten, begegnen wir der Denkfähigkeit als Instrument des Ich, als sein unmittelbarstes Wirkungsfeld. In Analogie zum Protoplasma ist die Qualität des Denkens ein absolut indifferenter Grundzustand, der in seiner Formbarkeit voraussetzungslos ist. Gedankenbildung ist potentiell universell, in nichts fest-

gelegt. Das Denken ist ein Wirkungsfeld des gesamten Kosmos, in dem sich sämtliche Welterscheinungen spiegeln können. So wie das lymphatisch wässrige Protoplasma Ausgangssubstanz aller organischen Bildung ist, so ist die Denkfähigkeit die Ausgangssubstanz aller geistigen Formgebungen. Die Qualität, aus der unsere Gedanken bestehen ist dieselbe, aus der heraus das lebendige Wasser in uns gebildet wird. Die Reinheit des Gehirnwassers z.B. ist aus denselben Kräften heraus entstanden, die auch dafür gesorgt haben, dass wir in unserer Gedankenbildung durch nichts beeinträchtigt sind. Das Gehirnwasser ist die unspezialisierteste Erscheinung in unserem Körper. Es enthält nicht einmal Zellen als Ausdruck einer irgendwie schon spezialisierten organischen Bildung. In gleicher Weise ist das Fruchtwasser, in dem der Embryo schwimmt und herangebildet wird, das urlebendige Milieu, in dem der Mikrokosmos, das Universalwesen Mensch leiblich heranreift. Im Liquor cerebrospinalis, in unserem Hirnwasser ist etwas von dieser Fruchtwasserqualität bewahrt geblieben, in welchem der Mensch vorstellend und denkend gedeiht.

Der indifferente protoplasmatische Wärmezustand unseres Extrazellulärraumes ist also das Empfängerfeld, in welches sich das seelisch-geistige leibstrukturierend einprägt. So besehen ist das Immunsystem ein Wächter, der dieses innere plastische Milieu, diesen ewig jungen Zustand vor dem Einfluss von Fremdleben schützt. Alle Krankheit ist letztlich Emanzipation von Fremdleben in unserem Organismus, ob wir es mit Viren, Bakterien oder sonstigen Mikroorganismen zu tun haben, ob es sich um Schadstoffe, Allergene oder Toxine handelt, immer sind es Wirkungen der Außenwelt, die unsere Immunbarriere überwinden und uns damit krank machen. In gleicher Weise drohen uns auch Stress, Ärger, Angst, Reizüberflutung und alle möglichen Abhängigkeiten zu überwältigen und sich als Fremdleben in uns breit zu machen und in ihrer Wirksamkeit unsere Autonomie zu bedrohen. So entstehen Störfelder in unserem Extra-

zellulärraum, die dasjenige, was uns als Sphärenharmonie eingeprägt ist, unsere Gesundheit übertönen und damit unsere Natur und unser Naturell in seiner Selbstbestimmtheit bedrohen.
Bis wir ein wissenschaftlich untermauertes Bewusstsein dafür bekommen, dass jedes Individuum, jeder Mensch in seiner autonomen Einmaligkeit eine Art kosmische Komposition ist, die weit über das hinausreicht, was heute dekadent werdendes Horoskopieren und Astrologisieren ist, wird noch viel zu forschen und nachzudenken sein.

Es muss an dieser Stelle nochmals darauf hingewiesen werden, dass die Elemente unserer Gesundheit, dieses innere Abgestimmtsein, diese angemessene Bezüglichkeit der Einzelheiten untereinander, das richtige Maß zum richtigen Zeitpunkt, all diese Dinge müssen immer wieder gestört und neu hergestellt werden, damit in uns ein Ich-Bewusstsein und ein Freiheitserleben entstehen kann. Wir müssen die Harmonie des Ganzen immer wieder verlieren, um sie wieder neu herzustellen, ansonsten wäre unser ganzes Menschsein ein rein vegetativer, krankhaft harmonischer Zustand.

Und solang du das nicht hast,
Dieses: Stirb und Werde!
Bist du nur ein trüber Gast
Auf der dunklen Erde.

Goethe

Wir haben also in unserem Ich und in unserem Immunsystem jeweils diese plastische Universalität, die uns auf der einen Seite so anpassungsfähig macht und auf der anderen Seite die Voraussetzung unserer schöpferischen Freiheit ist. Sowohl unser Ich als auch unser Immunsystem reagieren, wenn die zarte Bildsamkeit des inneren Milieus leiblich wie seelisch bedroht wird. In diesem Sinne kann man sagen, dass Freiheit das Erlebnis der potentiellen Universalität des Menschen ist, was sich jeder Festlegung und jeder Spezialisierung immer wieder entzieht. Was wir seelisch als diese uneingeschränkte Weltoffenheit und Weltzugewandtheit erleben, korreliert physiologisch mit dem Durchdrungensein unseres Extrazellulärraumes mit den kosmischen Rhythmen, mit der Sphärenharmonie. Die Taktgeber unserer biologischen Rhythmen sind im zellulären Bereich nicht auszumachen, insbesondere dasjenige, was die einzelnen Rhythmen untereinander in ganzzahligen Verhältnissen synchronisiert, hat eigentlich nirgendwo ein physisch oder physiologisch greifbares Korrelat. Wir haben keine irgendwie geartete mechanische Uhr in uns; wir sind ein Kompendium aus makrokosmischen Rhythmen, die unserem Mikrokosmos einverwoben sind.

Vor diesem Hintergrund kommen wir jetzt wieder auf die Krebsthematik zurück und stellen noch einmal die Frage nach der Ursache für die Entartung der Zelle. Rhythmologisch gesehen ist die Eiweißstrukturierung, wie wir gesehen haben, nicht ein linearer Prozess sondern ein Geschehen, das aus der Dynamik heraus in die Form kondensiert. Alles zelluläre Ordnungsgefüge und auch die Entstehung der DNA-Sequenz sind unter einem gewissen Blickwinkel Struktur gewordene rhythmische Prozesse. Sie spielen sich ab im polaren Spannungsfeld zwischen Auflösung und Verdichtung, zwischen Chaotisierung und Strukturierung, zwischen Proteolyse und Proteinsynthese, zwischen Zellaufbau und Zellabbau. Auch unsere DNA unterliegt entgegen einer weitverbreitenden Meinung einem ständigen Auf- und Abbau, auch die DNA ist in gewisser Weise den rhythmischen Prozessen des Lebens zwischen Anabolismus und Katabolismus unterworfen. Wir können die DNA mit unserem Gedächtnis vergleichen; sie ist sozusagen das Substanzgedächtnis unseres Körpers, welches aber wie unser mentales Gedächtnis kein statisches Gebilde ist. So wie unsere Gedächtnisinhalte einem steten Wandel von Aktualität und Vergessen und von Relevanz und Irrelevanz unterliegen, so unterliegen auch unsere Gene einer höheren Organisationsstruktur, von der aus sie entweder aktiviert oder deaktiviert werden. In unseren Gehirnzellen haben die Gene, die "Träger der Vergangenheit", die höchste Aktivität im Vergleich zu anderen Organen[101], dagegen gibt es innerhalb des Hirngewebes keinen Extrazellulärraum[49].

Viele Krebsursachen werden heutzutage als Versagen eines programmierten Zelltods, der sogenannten Apoptose interpretiert. Warum das Apoptose-Gen nicht aktiviert wird bzw. warum es defekt ist, wissen wir nicht, und es ist anzunehmen, dass man auf dieser Kausalitätsebene auch die Erklärung nicht finden wird. Zellteilung und Zelltod unterliegen wie alle biologischen Vorgänge einem zeitlichen Ordnungsmuster, d.h. einer rhythmischen Struktur.

Der Grund, warum diese rhythmische Struktur mikrobiologischer Vorgänge in der modernen Forschung relativ wenig Beachtung findet, obwohl sie für das Verständnis der malignen Prozesse von zentraler Bedeutung zu sein scheint, ist ein einfacher: Wir können auf der zellulären, genetischen oder molekularen Ebene keine Vorgänge im lebenden Organismus in ihrer zeitlichen Dynamik verfolgen. Wenn wir ein feingewebliches Schnittbild unter dem Mikroskop betrachten, sehen wir immer eine fixierte Momentaufnahme eines normalerweise dynamisch ablaufenden Geschehens; wir müssen den Prozess abtöten, um ihn für uns sichtbar darzustellen. Einzelne Fotografien von einem Fussballspiel tragen zur Bewertung des Spiels oder der Qualität eines Spielzuges nichts bei. Wir müssen das Ganze in seinem zeitlichen Ablauf im Auge haben, um eine sinnvolle Aussage darüber machen zu können. So können wir auch das Geschehen in einer Zelle auf der genetisch molekularen Ebene in seiner rhythmologischen Dynamik nicht beobachten. Und selbst wenn wir es könnten, bliebe uns die Einsicht in die Natur des Rhythmischen versperrt. Das Wesen und die Bedeutung des Rhythmus erschliesst sich uns nicht durch die Beobachtung zellulärer oder molekulargenetischer Prozesse. Rhythmus kommt aus dem Ganzen, aus dem Organismus und seiner Koevolution mit dem ganzen Kosmos! Rhythmus verbindet die Zeitstruktur der Einzelfunktionen zu einer höheren Ordnung.

Die Frage, warum es eigentlich keinen Herzkrebs gibt, ist genauso simpel wie bedeutungsvoll. Begriffe wie Lungenkrebs, Magenkrebs, Darmkrebs, Hautkrebs, Leberkrebs usw. sind geläufige Begriffe, aber die meisten Leser werden an dieser Stelle das Wort Herzkrebs zum ersten Mal hören. Wenn wir das Herz als Zentralorgan des rhythmischen Systems auffassen, können wir von hier aus einen weiteren Schritt zum Verständnis der Krebskrankheit tun. Dass das Rhythmusorgan Lunge sehr häufig von Krebs betroffen ist, hängt in erster Linie mit dem Rauchen zusammen. Ohne Zigarettenrauch und sonstige inhalative Noxen wäre der Lungenkrebs im Verhältnis zu anderen Organgeschwülsten eine Rarität!

Die Bedeutungswelt des Begriffes Herz hat eine weite Ebene. Nach Gadamer ist „das Wort die Vorleistung des Denkens, die vor uns vollbracht worden ist“[43]. Er nennt die Sprache die sedimentierte Vernunft. Insofern hat der Sprachgenius etwas sehr Wegweisendes, wenn wir die Bereiche betrachten, in welche er den Begriff des Herzens einfließen lässt. Es ist ein Begriff, der eine sehr enge Bezüglichkeit zum Zentrum des Menschseins hat; ob wir etwas mit ganzem Herzen tun, aus vollem Herzen lieben, uns herzlich begegnen oder der Stimme unseres Herzens folgen, worin immer ein tiefsinniger Klang authentischen Handelns mitschwingt, stets taucht der Begriff am Grunde der eigentlichen menschlichen Wirklichkeit auf, er ist immer engstens mit dem Kernwesen des menschlichen Ich verbunden. Der Begriff der Herzenswärme hat in unserem Zusammenhang besonderes Gewicht. Wenn man die Phänomene der Physiologie und Anatomie dieses Organs in der richtigen Weise komponiert, wird das auf neue Weise evident, was in den Sprachgebrauch schon lange Einzug gefunden hat. Auch der Begriff des Blutes, der zum Herzen gehört wie das Licht zur

Sonne, ist mit einer Fülle von Bedeutungen assoziiert, die weit über das Physische und Physiologische hinausreichen.

In der Evolution tritt mit der vollständigen Ausbildung des Herz-Kreislaufsystems bei den Vögeln zum ersten Mal dasjenige auf, was wir Eigenwärme und Brutpflege nennen. Die Vögel sind die ersten Tiere in der aufsteigenden Entwicklung der Arten, bei denen das Kreislaufsystem vollständig in ein venöses und in ein arterielles System getrennt ist, wie es auch beim Menschen vorliegt.[45,46] Bei niedereren Tieren kommt es immer zu einer Vermischung von arteriellem, d.h. sauerstoffreichem und venösem, sauerstoffarmen Blut im Herzen. Mit der Entstehung von zwei getrennten Kreislaufsystemen vollzieht sich auf der physischen Ebene eine Polarisierung, die auf der seelischen Ebene die Vorraussetzung für ein besseres Unterscheidungsvermögen zwischen Selbst und Nichtselbst schafft (Wir hatten die Polarität als Grundlage für Erkennen und Unterscheiden beschrieben). Wechselwarme Tiere wie die Reptilien haben keinerlei Bezug zu ihren Nachkommen. Ein Krokodil oder eine Schildkröte legen ihre Eier in den Sand und lassen sie von der Sonne ausbrüten, oft bekommen sie ihren Nachwuchs nicht einmal zu Gesicht. Erst die Vögel bilden eine körperliche Eigenwärme und gleichzeitig auf der sozialen Seite eine Nestwärme aus, in der die Jungen heranreifen. Auch im Gesang der Vögel lebt dieses Wärmeelement, das uns am morgen oder im Frühling so rein und heiter berührt. Erst mit der vollständigen Ausbildung des Herz- Kreislaufsystems und der Eigenwärme sind in der Natur auch soziale Wärmeprozesse möglich geworden.

Das Herz ist das ganzheitlichste Organ in uns, eigentlich das Zentralorgan unserer gesamten Natur. Nicht nur, dass das Herz unseren Organismus mit all seinen Einzelorganen über den Kreislauf zu einer Ganzheit zusammenschließt - man kann auch sagen, das Herz hat in gewisser Weise Kenntnis von sämtlichen Vorgängen in unserem physischen und seelisch-geistigen Organismus. Für das geläufige, eindimensionale Verständnis des Herzens als Pumporgan mag es befremdlich klingen, wenn man vom Herz als Wahrnehmungsorgan[47] spricht; das Blut, das ein Auge durchströmt, wird qualitativ mit etwas anderem imprägniert, wie wenn das Blut den Magen durchläuft. Diese feinen Qualitäten werden vom Herzen wahrgenommen, und es reagiert auf jede Veränderung in unserem physischen und seelischen Organismus. Ob wir uns in den Finger schneiden, einen guten Witz hören, eine Blinddarmentzündung haben, ob uns etwas peinlich ist und wir erröten, ob wir uns auf etwas freuen oder über etwas ärgern, ob wir Kaffee trinken oder schöne Musik hören, ob wir depressiv oder verliebt sind, all diese Dinge verändern unsere Herztätigkeit in mehr oder weniger feiner Weise. Für den erfahrenen chinesischen Arzt ist die Qualität des Pulses das entscheidende diagnostische Kriterium, was ihm Aufschluss über die Gesamtbefindlichkeit des Menschen gibt. Das Herz ist dasjenige, das alles, was im und am Menschen ist, zu einer Ganzheit macht.

Wir hatten vom oberen Nervensinnesmenschen und vom unteren Stoffwechselmenschen gesprochen. Dass alle Organe, von denen wir ein Bewusstsein haben, eine symmetrisch paarige Form haben und all die Organe, von denen wir kein Bewusstsein haben, nämlich unsere Bauchorgane, eine unsymmetrische Form haben, ist eine sehr interessante und bedenkenswerte Tatsache. (Das Urogenitalsystem macht hier eine Ausnahme, da es über seine hormonelle Aktivität den Bewusstseinsprozessen näher steht) Unser Herz als Mittewesen vereinigt nun das symmetrische und asymmetrische Element in sich, indem es zwar einen paarig symmetrischen Aufbau hat mit zwei Kammern und zwei Vorhöfen, das ganze Gebilde aber in allen drei Raumesebenen verwunden und gekippt ist und somit beide Formelemente in sich vereinigt.

Das Herz lebt im Spannungsfeld der Polaritäten von Symmetrie und Asymmetrie, von oberem und unterem Menschen, von venösem und arteriellem Kreislauf, von Diastole und Systole, Weitung und Engung. Es steigert und dynamisiert divergierende Impulse zu einer höheren Einheit. Auf der seelischen Ebene kommt diese Funktion dem menschlichen Ich zu. Ich-Sein bedeutet, dass sich alle Welterscheinungen an einer Stelle zusammenfinden können, das individualisierte Weltwesen[48] im Steinerschen Sinne oder den Ort der Re-Synthese der Welt[49]. Dieses Prinzip ist dem Herz als Organ eingeschrieben. Es ist dieses fortwährende durch alles und von allem bewegt sein. Bemühen wir nochmals den Sprachgenius, der in so natürlicher Weise die seelische und die leibliche Dimension unseres Daseins verbindet und beleuchten nochmals den Begriff der Herzenswärme. Ein Organ, das nicht durchblutet ist, erkaltet. Wo das Blut ist, ist auch die Wärme. Wenn irgendwo zuviel Blut ist, z.B. bei einer Entzündung, dann ist hier Rötung und Überwärmung, das Fiebrige. Und jetzt der Sprachgenius: wenn wir *fieberhaft* mit etwas beschäftigt sind, wir uns für etwas *entzünden* oder für etwas *erwärmen,* wenn wir uns etwas *zu Herzen nehmen*, dann spricht sich in all diesen Begriffen eine vollere Präsens unserer Ich-Wirklichkeit aus. Das Fieberhafte ist immer die Heilung der Erkältung, in der *Kälte des Herzens* erstarren die menschlichen Prozesse. Die kalte Atmosphäre ist der Raum des Isoliertseins des Einzelnen, der stets "coole" ist der Prototyp unseres kanzerogenen Zeitalters!
Der Begriff der Herzenswärme hat sich im Gegensatz zu vielen anderen aus der Organphysiologie entlehnten Begriffen in seiner Bedeutung fest auf dem Felde der Innerlichkeit verankert, er geht aber gleichermaßen aus der Organdynamik des Herzens hervor. Wir können vom Herz-/Kreislaufsystem auch als von einem Leib gewordenen Wärmeorganismus sprechen. Die Wärme ist das Milieu, in dem die Qualitäten in eine Wechselbeziehung miteinander treten. Im Kältezustand bleibt alles isoliert, fragmentarisch, beziehungslos, starr. Seelisch wie biologisch ist die Wärme

die unbedingte Voraussetzung für Entwicklung, Wandlung, Verwandlung. Sie ist die Ursubstanz der Welt, das Zeugungsmilieu im weitesten Sinne.

Was wir im extrazellulären Raum als dieses plastisch universelle Milieu, diese voraussetzungslos offene Bildsamkeit, als diesen indifferent strukturierten flüssigen Wärmezustand charakterisiert haben, über den sich in zartesten Rhythmen erste Strukturen des Leiblichen einprägen, dieser Wesenszug des Extrazellulärraums wird im Herz- Kreislaufsystem beibehalten, aber auf eine höhere dynamische Ebene gehoben. Das extrazelluläre Milieu ist in gewisser Hinsicht ein Kondensat der allgemeinen makrokosmischen "Lebenssubstanz", es ist gleichsam das noch zu bildende. Im Blutkreislauf dynamisiert und individualisiert sich die lebendige Flüssigkeit und wird von sozusagen mikrokosmischen Rhythmen, Pulsen und Impulsen durchwirkt. Wenn wir von Ich-Wirksamkeit im Immunsystem sprechen und dieses im Extrazellulärraum verankert ist, so ist dieses eine Art Umhüllung unserer zarten Lebenswerkstätte, die frei von Fremdleben bleiben muss. Hätten wir nur dieses Milieu, würde der Mensch in einem pflanzenhaft, engelartigen Unschuldszustand verbleiben, frei von Krankheit, Krise und Dilemma. Durch das Herz wird dieser ewig junge Zustand mit festen irdischen Strukturen, Knochen, Organen kurzum mit dem leiblich Gewordenen und damit Sterblichen verbunden. Das erst ist eigentliche Individualisierung. So wie das Eisen in der äußeren Welt uns einen praktisch bearbeitenden Bezug zur Welt ermöglicht, so ist auch das Bluteisen, der rote Blutfarbstoff unser „Werkzeug", welches uns aus dem vorirdisch kosmischen Zustand des extrazellulären Milieus in eine individuell blutvolle Gestaltungsrealität hineinführt.

Zeitkrankheit - Individuelle Krankheit

Die sozialen Ursachen der Krebserkrankung

Hat unsere Gesellschaft Krebs? können wir fragen. Gibt es eine Analogie zwischen der sozialen Krankheitssymptomatik im Ganzen und dem gehäuften Auftreten von Krebsfällen im Einzelnen? Wie wirken sich die Ursachen, die im Einzelfall zum Krebs führen, auf den sozialen Organismus aus? Gibt es bösartige Neubildungen in unserer Zivilisation?

All diese Fragen sind natürlich berechtigt, denn in einem lebendigen Organismus spiegelt sich das Ganze immer im Einzelnen wider und umgekehrt. Der Zweig eines Tannenbaumes ist aus den selben Formprinzipien heraus gebildet wie der gesamte Baum, so besteht auch eine innere Beziehung zwischen einer Gesellschaft im Ganzen und ihren Mitgliedern.

Je weiter wir in der Geschichte zurückblicken, um so geschlossener waren die Weltanschauungen in den verschiedenen Kulturen ausgebildet. Wenn man von der guten alten Zeit redet, meint man damit die Einheitlichkeit und das Geborgensein in einem gewachsenen und traditionsreichen stabilen Gesellschaftsgefüge. Ohne in eine naive Nostalgie zu verfallen kann man sagen, das Wertgefüge der früheren Kulturen war in sich klarer strukturiert, so dass sich die Identitätsfrage an den Einzelnen weniger drängend gestellt hat. Die Stabilität einer Zivilisation wurde früher immer mit der Begrenztheit des individuellen Spielraums bezahlt.

Mit der industriellen Revolution hat auch die Krebskrankheit in einem nie dagewesenen Maße Einzug in unsere moderne Zivilisation gehalten. Was mit der industriellen Revo-

lution als elementarer sozialer Krise geboren wurde, hat seine Zeugung schon mit dem Beginn der Neuzeit erfahren: Mit dem Verlust des geozentrischen Weltbildes, mit dem Aufkommen der Naturwissenschaften und der Aufklärung, mit der Erlangung der Fähigkeit zur Analyse im Denken, d.h. die Dinge zerteilen zu können und dem damit heraufkommenden Materialismus hat eine Art Götterdämmerung, ein Zerwürfnis mit der geistigen Einheit der Welt stattgefunden. In diesem Sinne ist unser ganzes Welterleben ein fragmentarisches geworden; die Dissonanzen zwischen Ich-Erfahrung und Welterlebnis werden immer größer, die alten Fundamente, die uns Heimat und Konsens in früheren Zeiten gegeben haben, beginnen zu bröckeln, die Kulturen zerfallen, auch das Religiöse hat kein richtiges Leben mehr in sich. Wir wanken auf einem schmalen Grat über einem Abgrund, der zwei Welten miteinander verbindet. Die alte haben wir hinter uns gelassen und die neue ist noch nicht in Sicht. Politisch leben wir in einem Spannungsfeld zwischen dekadent werdender Nationalstaatlichkeit und der Unfähigkeit zu einer wirklichen menschlichen Globalisierung zu kommen. Die Wissenschaften atomisieren sich und verlieren sich in einer Flut von unzusammenhängenden Einzelheiten. Wir haben das Ganze völlig aus dem Blick verloren und es trägt uns auch nicht mehr. Dieses Grunderlebnis einer fragmentierten Welt und damit auch die Gefahr der Fragmentierung des Ich-Gefühls[97] ist der Nährboden für die Entstehung der Krebserkrankung. In der Salutogenese – Forschung nennt man die Erfahrung des Zusammenstimmens zwischen Ich und Welt das Kohärenzgefühl.
Die Religionen und Traditionen früherer Zeiten haben uns eine Sinngestalt für unser Leben von außen gegeben: diese Sinngestalt müssen wir heute von innen heraus errichten, um ein Ganzheits- bzw. ein stabiles Identitätsgefühl zu erzeugen, welches nicht nur im Rausch des Augenblicks entsteht. In dieser Krisensituation ist der Mensch anfällig dafür, dass sich Fremdleben in seinem physischen und auch seelisch-geistigen Organismus emanzipiert. Das Kränkelnde

ist immer anfällig für das Parasitäre. Dieses Parasitäre hat in der modernen Zeit ein neues Gesicht bekommen und das ist die Krebskrankheit. Wir können das an einem Urbeispiel erläutern:
Jesus, der eigentlich in der menschlichen Kultur- und Naturgeschichte derjenige ist, unter dessen Licht sich die Ich-Entwicklung des Menschen vollzieht, wird in der Bibel immer als der Sanfte und Milde, als der Heilende geschildert. An einer Stelle erleben wir ihn aber polternd und wütend, als er die Händler aus dem Tempel vertreibt. Der Tempel ist in diesem Zusammenhang ein Bild für die Stätte, in der der allumfassende Geist wohnt,er ist das Gewächshaus der Universalnatur Mensch und somit Bild für das Ich-Gebäude. Die Wut des Jesus erklärt sich aus der Gefährdung seiner innersten Angelegenheit; durch infiltrativ hereindrängendes Schmarotzertum, durch parasitäre Ausbreitung von egoistischen Partialinteressen wird hier die göttliche Idee des Menschen mit Füßen getreten. Wie all diese biblischen Stellen hat auch diese einen zeitlosen Sinngehalt. Wenn wir die Penetranz und Skrupellosigkeit betrachten, mit der heute die Geschäftsinteressen die intimsten Schichten des Menschseins infiltrieren und unser Eigentlichstes überwuchern, so erleben wir hier im Sozialen dasselbe, was sich bei der Krebskrankheit im physischen Organismus abspielt. Das Wirtschaftsleben ist aus dem Kontext sozialer Vernunft und Brüderlichkeit herausgefallen und entwickelt ein parasitäres Eigenleben, in dessen Kategorien auch zunehmend das politische und geistig kulturelle Leben hineingezwungen wird. Die zunehmende Überfrachtung unserer ganzen Kultur durch die Werbung bringt dies am eindrücklichsten zur Erscheinung. Wohl in keinem kulturellen Bereich unseres Lebens wird so viel Aufwand betrieben, so viel psychologischer Scharfsinn und oft auch eine nicht zu leugnende Kunstfertigkeit aufgewendet, um die intimsten und innersten Schichten der menschlichen Bedürfniswelt nach Liebe, Glück und Schönheit so zu kanalisieren, dass sie auf ein ganz bestimmtes Konsumverhalten hingelenkt werden. Wir

sehen schöne, glückliche Menschen, die geliebt und bewundert werden und unverletzbar sind, weil sie eine Lebensversicherung haben, eine bestimmte Automarke fahren oder auch nur eine besondere Margarine essen. Würde sich nicht immer wieder Humor und Ironie in gewisser Weise heilend hier hinzugesellen, so wäre die Trostlosigkeit der Opfer des Konsumterrors noch weit größer. Wir fragen nicht mehr, in welcher Weise und auf welchem Gebiet wir Wachstum haben wollen, diese Entscheidung ist schon gefallen, bevor wir diese Frage richtig zu erörtern gelernt haben. Sinn und Unsinn des wirtschaftlichen Wachstums wird schon lange nicht mehr hinterfragt, es ist ein Paradigma unserer Zeit mit Gebotscharakter, wobei der Gebieter nicht mehr auszumachen ist. Darin liegt der Wesenszug einer sozialen Geschwulst, dass sich im sozialen Leben Prinzipien durchsetzen, die eigentlich von niemand gewollt, geschweige denn beherrscht werden können. Es sind die überhand nehmenden Sachzwänge, die unkontrollierbaren Selbstläufer eines Systems, für die niemand persönliche Verantwortung trägt.

Der ins Wirtschaftsleben dislozierte Wachstumsgedanke gehört eigentlich ins geistig kulturelle Leben, dem sich das Wirtschaftliche immer unterordnen muss. Wir arbeiten nicht um zu essen, sondern wir essen damit wir arbeiten können, damit wir Kulturschaffende sind und unser Eigentlichstes, unser Ich, unser höchstes Kunstwerk im Sozialen verwirklichen können. In unserem physischen Organismus sind alle Tätigkeiten der Organe daraufhin ausgerichtet, Diener des Ich zu sein. Unsere Leber produziert das Glykogen, d.h. den Zucker, nicht für sich selbst, sondern für das Gehirn und die Muskulatur, damit das Individuum in der Welt denken und sich bewegen kann. Würde die Leber nur ihren Eigeninteressen folgen und ihre „Güterproduktion“ bzw. ihre Stoffwechselprodukte nicht nach den Interessen des Gesamtorganismus richten, so würden wir sofort krank werden. In gleicher Weise entstehen soziale Krankheitsherde, wenn partikulare wirtschaftliche Interessen das geistig kulturelle Leben überwuchern.

Eigentlich hat die Wirtschaft in einem Staat den Auftrag, die Bürger mit Gütern zu versorgen. Heute scheint dieser Auftrag die Richtung gewechselt zu haben; die Menschen werden zu Knechten der Wirtschaft. Das Leben ist im Wesentlichen auf das Wirtschaftliche ausgerichtet, obwohl die Bedürftigkeit der Menschen bei genauerer Analyse längst auf ganz anderen Ebenen liegt. Wir erzeugen Massenarbeitslosigkeit und Massenverelendung v.a. in der dritten Welt. Menschen werden zu austauschbaren Rädchen in einer gigantischen Produktionsmaschinerie, der globale Kapitalismus vernichtet ganze Volkswirtschaften mit einem Streich und all dies unter dem Banner wirtschaftlicher Notwendigkeit und Effektivität. Das Bösartige beginnt dort, wo der Wirtschaftsparasitarismus in seiner selbstlegitimierten Gier in soziale und kulturelle Ressourcen einzudringen beginnt und "sich gnadenlos wie ein Heuschreckenschwarm durch die Wirtschaft armer Länder frisst"[51]. Warum ist die Krebssterblichkeit in den Industrienationen am höchsten? Weil wir das marktwirtschaftliche Credo „mein Vorteil dient auch dem Vorteil der Gemeinschaft" schon als Kinder schlucken müssen und mit einem egoistisch fokussierten Leistungsdenken ein krankes und kränkendes Sozialleben entfalten, welches den Menschen in seiner Entfaltung als Gemeinschaftswesen und damit in seiner ganzen Entwicklung nachhaltig blockiert. Dem Egoismus folgt früher oder später immer die Einsamkeit, das ist fast eine Art Schicksalsgesetz und die dauerhafte Einsamkeit ist das Milieu, in dem die Ich-Entwicklung stagniert.

Wirklich erfolgreich sind nur die Menschen im wirtschaftlichen Leben, die ihre Unternehmungen immer mit einem kulturellen Auftrag verbunden sehen, die die Erträge ihres Wirtschaftens im Wesentlichen in die kulturellen Strömungen einfließen lassen und die sich auch an der Bedürftigkeit der Menschen orientieren und nicht umgekehrt, wie das heute oft der Fall ist, wo die Bedürfnisse erst produziert werden müssen durch die Werbung, um sogenannte neue Märkte zu installieren.

In einem sozialen Organismus gelten ebenso natürliche Gesetze wie in einem Einzelorganismus. Es verstößt nicht gegen das Gesetz der Freiheit, dass ich nur einen Magen, ein Herz und zwei Augen habe. Wenn man im Sozialen glaubt, nur mit einem halben Herz, einäugig, dafür aber mit zwei Mägen leben zu können (im Namen der Freiheit), dann beginnt eine krankhafte Entwicklung. Es gibt in unserer modernen Zeit soziale Wucherungen, die sich metastasenartig destruktiv über die ganze Erde ausbreiten, die ganze Lebensräume und Völker aussaugen und auszehren. Die unersättliche Profitlichkeit trägt im Sozialen die Signatur einer bösartigen Neubildung, die den Organismus in die Kachexie, in die Auszehrung befördert.

Individuell biographische Ursachen der Krebserkrankung

Wir hatten den Prozess der Krebsentstehung auf der zellulären Ebene beschrieben, wo ein dynamischer Zellverwandlungsprozess, welcher zwischen der jungen, undifferenzierten pluripotenten Stammzelle und der älteren ausdifferenzierten, spezialisierten und damit sterblichen Zelle verläuft, quasi in einer Momentaufnahme fixiert wird und in diesem isolierten Zustand zu wuchern beginnt. Auf dem seelischen Felde haben wir es mit einer verwandten Dynamik zu tun. Es scheint, dass hier der Begriff der Starre das Wesen der Krebserkrankung am besten trifft.

In zahlreichen Studien[52-54] hat man biographische Charakteristika bei Krebspatienten herausgefunden. Ein wesentliches Merkmal scheint hier vorzuliegen, was man auch bei anderen chronischen Erkrankungen wie Allergien und Autoimmunerkrankungen immer wieder in der Vorgeschichte findet, und das ist ein Mangel an emotionaler Wärme in der Kindheit. Die nachhaltigste Traumatisierung in der Entwicklung eines Menschen, die zentrale Kränkung besteht in diesem Gefühl des nicht-angenommen-Seins, welches sich in dem Milieu der emotionalen Leere oder durch schwere Verlusterlebnisse in der Kindheit herausbildet. Hieraus entsteht eine tiefgreifende Entwicklungsblockade, die sich als solche nicht ausspricht sondern sich auf dem Boden seelischer Dürre durch subtile chronische Schwächung vollzieht. Was lange kompensiert werden kann, bricht später dann in bestimmten Konstellationen der Lebensverhältnisse als Krankheit hervor.

Um der Gefahr einer einseitigen Darstellung vorzubeugen, sei hier der Versuch unternommen, anhand von einigen Fallbeispielen aus der eigenen Erfahrung zu zeigen, welche biografischen Prozesse uns anfälliger für Krebs machen.

Schmerz

Eine 55-jährige Frau hatte eine sehr enge Beziehung zu ihrer Enkeltochter, die aus beruflichen Gründen der Eltern sehr viel Zeit bei ihrer Oma verbrachte. Es passierte nun etwas sehr schlimmes; das Kind bekam eine schwere Infektionskrankheit und ist daran im Beisein der Oma und der Eltern im Krankenhaus verstorben. Bei allem Furchtbaren, was solch einem Sterben anhaftet, war auch etwas Unbeschreibliches in diesem Zimmer anwesend: die Art und Weise wie das Kind gestorben ist, mit welcher Leichte und Heiterkeit, mit einem fast trostspendenwollenden Strahlen und einer unbestechlichen Unbekümmertheit gegenüber dem Unheimlichen des Todes, wie sie eben nur Kinder haben können, all dies hat diesem Augenblick eine natürliche Heiligkeit und Tiefe verliehen, die sich bei den Anwesenden tief ins Innerste eingeprägt hat.

Ein halbes Jahr später muss die Oma an einem Darmkrebs operiert werden, wobei sie sich in einem noch relativ frühen Stadium der Erkrankung befand und somit gute Heilungsaussichten hatte. Sie kam aber kurze Zeit später wieder, und der Krebs hatte ihren ganzen Körper befallen. Im Gespräch sagte sie: Wissen Sie, ich will eigentlich gar nicht gesund werden, ich habe in meinem Leben nur noch einen Wunsch und das ist der, dort zu sein, wo die Tina jetzt ist.

Chronische Überforderung

Ein junger Mann mit 26 Jahren kommt mit einem relativ weit fortgeschrittenen Tumor im Bereich der Verdauungsorgane ins Krankenhaus. Er berichtet über einen erheblichen Stress in den letzten Jahren; er hat einen eigenen Handwerksbetrieb gegründet, hat Schwierigkeiten die Arbeit richtig einzuteilen und arbeitet oft 16 bis 18 Stunden am Tag. Er müsse dann sehr viel rauchen und abends auch viel Bier trinken, um überhaupt zur Ruhe zu kommen. Gleichzeitig bestehen noch erhebliche Schwierigkeiten in der Beziehung zu seiner Freundin, die sich jetzt nach langen Streiterein von ihm getrennt habe. Er hat seinen eigenen Zusammenbruch schon geahnt und wisse jetzt, dass er so nicht weiterleben kann.

Der junge Mann kann dann durch eine Operation von einem Tumor befreit werden, findet danach auch eine neue Struktur für sein Leben und bekommt trotz des fortgeschrittenen Tumorstadiums auch keinen weiteren Rückfall mehr.

Perspektivlosigkeit

Ein 64-jähriger Ingenieur kommt notfallmäßig ins Krankenhaus und muss an einem relativ seltenen Tumor operiert werden. Die Ehefrau erzählt, er sei jetzt 2 Jahre im Ruhestand, nachdem er ein sehr aktives und abwechslungsreiches

Berufsleben mit vielen Auslandsreisen gehabt habe. Jetzt neige er stark zu Depressionen, wisse überhaupt nichts mit sich anzufangen und verbringe einen Großteil des Tages mit Rauchen, Trinken und Fernsehen . Er könne sich zu nichts aufraffen und habe ständig das Gefühl einer völligen Leere in sich.
Nach dem Krankenhausaufenthalt und einer Kur beginnt der Mann eine künstlerische Therapie mit Malen und Plastizieren, worunter er dann ganz allmählich so etwas wie ein inneres Erfülltsein erlebt. Hierdurch nehmen dann auch seine häuslichen Aktivitäten und insgesamt seine Lebensfreude wieder zu.

Versäumte Eigenständigkeit

Eine 52-jährige, sonst immer gesunde Frau, die nie geraucht hat, erkrankt unheilbar an Lungenkrebs. Zur Vorgeschichte: Sie hat ihr Elternhaus nie verlassen. Mit 22 Jahren heiratet sie einen Beamten, mit dem sie ins Obergeschoss des elterlichen Hauses einzieht und mit dem sie zwei Kinder bekommt. Eigentlich hatte sie auf ihren Freund gewartet, dessen Studium in der Großstadt sich aber zu lange hinzog. Ihren Wunsch, eine Schneiderlehre zu machen hat sie nie verwirklicht, auch weil die Mutter eine starke Sehschwäche hatte und sie den elterlichen Haushalt mit versorgen musste. Die Verhältnisse in der Kleinstadt sind bürgerlich, streng katholisch mit einem sehr beengenden, eigentlich das freie *Atmen* behindernden Moralkodex. Nachdem die Eltern gestorben waren und die Lösung der Töchter vom Elternhaus begann, brach die Krankheit aus.

In diesem Zusammenhang sei auch an den Roman “Mars“ von Fritz Zorn (Synonym) erinnert[55]; die tragische Geschichte eines jungen Lehrers, der nach einer makellosen Musterlaufbahn in äußerst spießbürgerlichen Verhältnissen mit 32 Jahren an Krebs erkrankt und kurz vor seinem Tod seine ganze Abscheu auf die kleinkarierte Dekadenz des Schweizer Bürgertums, welche maßgeblich an der frühzeitigen Erstarrung seiner Seele mitgewirkt hat, in erschütternder Weise niederschreibt. In einem Vorwort schreibt hierzu Adolf Muschg: „Der hier sterben musste, ist nicht das Opfer eines Schicksals, er ist an uns gestorben; an dem, was uns, von einer Gelegenheit zur anderen, zum ganzen Menschen fehlte. Er ist daran gestorben, dass er sein Leben nicht teilen, nicht mitteilen lernte, bis es zu spät war. Was ihm also gefehlt hat war derjenige und diejenige, die ihm Teilung und Mitteilung rechtzeitig abverlangt hätten. In einer unheilbaren Gesellschaft ist sein Tod keine Ausnahme, sondern der Normalfall. Wir werden weiter so sterben, solange wir weiter so leben. Das ist das wirklich erschütternde an diesem Buch“.

Das Opfer

Ein 68-jähriger Mann mit einem sehr sympathischen Charakter und vielsagenden, gütigen Augen kommt zur Aufnahme mit einem Magenkrebs. Er macht einen sehr erschöpften Eindruck und berichtet, dass er schon seit Jahren seine Frau, die durch einen Schlaganfall halb gelähmt sei und nicht mehr sprechen könne, zu Hause pflegt, was ihm sehr viel Kraft und Zeitaufwand abverlangt. Auch mit den Kindern gebe es Probleme, da sie ihm mehr mit Forderungen anstatt mit Unterstützung begegnen.
Die Krankheit bewirkt eine Änderung in der Familienstruktur, die Kinder kümmern sich mehr um die Eltern, ein Pflegedienst wird organisiert, der Vater geht zur Kur und kann sich gut von seiner Operation erholen.
Dies ist nur ein kleines Beispiel für ein Phänomen, welchem man oft in der täglichen Praxis begegnet. Es gibt große hochentwickelte, warmherzige Menschen, die ihre ganze Kraft für Andere aufopfern oder sich so in den Dienst einer

Sache stellen, dass sie keine weiteren freien Kräfte mehr zur eigenen Gesunderhaltung zur Verfügung haben.

All den angeführten Fällen wohnt etwas Gemeinsames inne. Es ist diese Stagnation, die Erstarrung angesichts von inneren oder äußeren Lebensumständen, die keinen Wandlungsprozess mehr zulassen. Es ist dieses fixiert sein, dieses nicht mehr loslassen können und dieses nicht mehr sich öffnen können für neue Anfänge. Dieses nicht mehr aus dem Herzen heraus leben können fördert eine Symptomatologie zu Tage, die man in der Psychoonkologie kennt (bei bis zu 75% der Krebspatienten) und die man auch als überdeckte Hemmung[52-54] bezeichnet. Hierbei wird das Verklingen der eigenen inneren Lebensmelodie nicht bemerkt, und es kommt zu einem pseudoauthentischen Verhalten, was sich z.B. in beruflicher Überaktivität, aufgesetztem Optimismus, normenorientiertem Verhalten oder Härte gegen sich selbst auslebt[20]. Per se sind solche Eigenschaften natürlich nicht pathologisch, sie werden nur pathologisch, wenn der Mensch in diesen Eigenschaften fixiert bleibt und ihr Gegenteil nicht im seelischen Leben mitschwingt.
Es kommen noch zahlreiche weitere psychologische Problemkonstellationen in Betracht, wie sie eben unter Menschen entstehen: festgefahrene, konfliktbehaftete Beziehungen, lähmende Abhängigkeit von eingespieltem Rollenverhalten, Selbstverleugnung aus falsch verstandener Loyalität und zwanghaftem Harmoniebedürfnis, übersteigerter Altruismus als Sublimat einer verdrängten Bedürfniswelt usw.
R. Grossarth-Maticek hat in seinen umfangreichen Studien zu Krebs und Psyche, auf die wir später noch zurückkommen werden, eine Typologie des Verhaltens entworfen, aus der hier die Beschreibung des Typ 1 als das am häufigsten anzutreffende Verhaltensmuster bei Krebspatienten angeführt werden soll; er bezeichnet den Typ 1 als gehemmte, ichbezogene Expression:

„Menschen, deren Verhalten dem Typ 1 entspricht, zeigen sich vor allem bei der Befriedigung und Aktivierung solcher Bedürfnisse und Antriebe gehemmt, die sie selbst und wichtige andere als selbstsüchtig und eigennützig empfinden und bewerten. Es handelt sich etwa um das Bedürfnis, sich frei von allem Druck entspannen und regenerieren zu können, aber auch um das Bedürfnis, eigene Wege zu gehen, über sich selbst zu bestimmen, sich gegen wichtige andere abzugrenzen und durchzusetzen. Sie sind hier gehemmt, weil die Befriedigung dieser Bedürfnisse in ihrer inneren Landkarte einen Verrat, ein Versagen, eine Abkehr von den Menschen oder Zielen bedeuten würde, an deren Anerkennung und Erreichung ihnen alles gelegen ist. Um solchen Erwartungen gerecht zu werden, nehmen sie vieles in Kauf. Dabei verzweifeln sie, verlieren sie alle Hoffnung, oder sie werden hyperaktiv bis zur Erschöpfung. Innerlich fühlen sie sich leblos und gestresst, nach außen hin zeigen sie sich harmonisierend, verständnisvoll, überfleißig und überbesorgt. Dadurch vermögen sie zwar ihre Angst einzudämmen, aber nicht den Folgen zu entgehen, die aus einer eigenen chronischen Überlastung resultieren. Man kann auch sagen: hier wird Ambivalenz bewältigt, indem man nur ihre positive Seite auslebt. Alles, was negativ bewertet wird – und dazu rechnet nun alles als aggressiv, kritisierend oder egoistisch wahrgenommene Verhalten – bleibt im inneren Parlament unberücksichtigt, wird nicht gewürdigt, hat keine Stimme, wird in den Untergrund verbannt ...[53,S.54]. (Siehe auch [92, S.157])

Bei aller psychologischen Plausibilität solcher Typologien ist doch auch Vorsicht geboten; dieselbe karzinogene Psychopathologie kann auch unter umgekehrten Vorzeichen auftreten: Autonomiezwang aus Anpassung, aus Angst vor dem Verletzbar-Sein, wie man es heute in dem fast schon epidemisch um sich greifenden, neuen Selbstbewusstsein vieler moderner Karrieremenschen und „Gewinnertypen“ erleben kann, wo das unverbindlich “Coole“ von der schik-

ken Außenfassade langsam zur Ablähmung der individuellen Charakter-Wärme nach innen durchschlägt.
Es ist eben immer das spielerische Element im Umgang mit polaren seelischen Verhaltensmustern, die uns vor dem Festwerden bewahren. Eine wirklich menschliche Autonomie ist diejenige, die jederzeit wahlweise aufgegeben werden kann, die sich an einen Dialog, an einen anderen Menschen oder an eine Sache verlieren kann ohne Angst vor Identitätsverlust. Es ist diese rätselhafte Natur des Ich, dass sie nur Bestand hat, wenn sie immer wieder von sich Abstand nimmt und im Du, am Neuen, an der Welt sich erlebt.

Aus dem Bisherigen sollte also nicht der Schluss gezogen werden, dass in der Selbstbestimmtheit im Sinne einer egoistischen Ich-Verwirklichungsstrategie eine wirksame Protektion gegen das Krebsleiden besteht. Ich-Entwicklung vollzieht sich nur im sozialen Wärmemilieu - das beginnt mit der Mutter-Kind-Beziehung, setzt sich fort in der Familie und endet bei der Bedürftigkeit des alten und kranken Menschen. In diesem Sinne sei ein letztes Beispiel erwähnt, welches leider zu den häufigen sozialen Konstellationen eines krebskranken Patienten gehört.
Eine relativ junge, attraktiv erscheinende 52-jährige Frau kommt in die Behandlung wegen eines Mastdarmtumors, sie wirkt insgesamt sehr passiv. Man hat den Eindruck, sie übergibt sich dem Arzt ohne genaueres Nachfragen, sie möchte auch ihre Diagnose gar nicht genau wissen. Sie zeigt eine oberflächlich heitere Fassade, hinter der sich Angst und Depression verbirgt. Im Gespräch entsteht nie die Atmosphäre und der nötige Ernst, der einer solchen biographischen Krisensituation entsprechen würde.
Die Frau hat zwei erwachsene Töchter, ihr Mann hat sich vor 6 Jahren von ihr getrennt. Man hat das Gefühl, dass sie den Trennungsschmerz nie überwunden und nach der Scheidung zu einem eigenständigen Leben gefunden hat. Während der stationären Behandlung ist sehr auffällig, dass sie keinerlei Besuch bekommt außer von ihren beiden

Töchtern. Später erzählt sie auch, dass sie seit ihrer Krankheit überhaupt keine Kontakte mehr habe. Im weiteren Verlauf bekommt die Patientin trotz zunächst erfolgreicher Operation rasch wieder einen Rückfall und kann ihre Krankheit nicht mehr überwinden.

An diesem letzten Beispiel wird evident, dass wir eigentlich zwischen den sozial psychologischen Ursachen auf der einen und den individuell biographischen Ursachen auf der anderen Seite gar nicht trennen können. Die fundamentale Kränkung vollzieht sich immer im psychosozialen Kontext des ausgegrenzt Seins. Der dauerhafte Entzug des Du und des Wir bringt jeden Mensch zu Tode. Die Einsamkeit, die bemerkt wird, die erlitten wird und mit der Option auf Änderung ertragen wird, das Alleinsein, an dessen Überwindung gearbeitet wird, ist nicht das Krankmachende. Oft ist es das Notwendige in einer Biographie, dass wir der Einsamkeit bedürfen, um zu einer neuen Selbstorganisation zu finden, um wieder du- oder wir-fähig zu werden. Das Unheilbare beginnt dort, wo es nicht bemerkt wird, wo dasjenige nicht mehr erlitten wird, was uns kränkt, wo die Reaktion ausbleibt. Das ist die Signatur der Krebskrankheit. Sie schleicht sich an, wir bemerken sie nicht und wir reagieren nicht. Wir hatten diesen Vorgang auf der immunologischen Ebene beschrieben und erleben ihn auf der psychosozialen Ebene in gleicher Weise. Es ist diese eigentlich nie alt werdende, nie die Kunst des Spielens verlernende, höchst reagible, durch nichts definierbare und immer wieder erneuerungsfähige Natur des menschlichen Ich, die uns vor der seelischen Verholzung bewahrt und die uns krank werden lässt, bevor wir in einer Einseitigkeit stagnieren. Das Ich ist ein Mittewesen, welches immer im Zusammenhang des Ganzen lebt und wie ein Künstler mit divergierenden Impulsen und Motiven agiert, sich behauptend und vermittelnd zugleich. Wie wir bei der Wärme beschrieben haben, wird auch durch das Ich das Isolierte in Beziehung zueinander gesetzt und damit in einen Prozess der Weiterentwicklung eingeschleust.

Wie ist nun der Zusammenhang zwischen der Zeitkrankheit und der individuellen Erkrankung? Dass zahlreiche Umweltgifte eine gewisse Rolle bei der Krebsentstehung spielen ist bekannt und soll hier nicht weiter behandelt werden. Es gibt ja zum Beispiel sog. Onkogene, also ererbte genetische Anlagen für Krebs. Träger von solchen Onkogenen haben in gewissen Fällen ein sehr hohes Risiko, irgendwann eine bestimmte Krebskrankheit zu bekommen. Daraus grundsätzlich die genetische Determiniertheit der Krebserkrankung herzuleiten ist natürlich kurzsichtig. Wir können zwar sagen, dass beim Vorliegen eines Krebsgens der Ausbruch der Erkrankung wahrscheinlicher ist, können daraus aber nicht den Schluss ziehen, dass das Krebsgen die *Ursache* der Erkrankung ist. Wenn Schwalben nah über dem Boden fliegen, ist die Wahrscheinlichkeit eines baldigen Gewitters höher, aber die Schwalben sind nicht die Ursache des Gewitters. Es kann kein Genforscher der Welt erklären, wie aus einem Onkogen ein Krebs entsteht, deshalb ist der Begriff Onkogen (Onko = Krebs und Gen = Ursache) wissenschaftlich nicht sauber, da er einen Kausalzusammenhang suggeriert, der durch nichts bewiesen ist. Das gilt im übrigen für alle Erbanlagen; wir können sagen, dass es eine Koinzidenz, also ein gemeinsames Auftreten von Genen und leiblicher Formbildung oder z.B. einer Behinderung gibt, aber einen monokausalen Zusammenhang zu postulieren, bleibt spekulativ. Das Gen codiert die Eiweisszusammensetzung, aber nicht die Funktion, die Form oder die Fähigkeit. Man kann durch Genmanipulation, d.h. Veränderung der stofflichen Zusammensetzung, zwar bestehende Funktionen, Formen oder Fähigkeiten verändern, aber nicht als solche hervorbringen. Ein Gipsfuss ändert das Erscheinungsbild einer 'Prima ballerina' nachhaltig; der Gips hat aber nichts mit der Fähigkeit des Tanzes zu tun.

Wir hatten die Gene an anderer Stelle als eine Art Stoffgedächtnis bezeichnet; in den Genen werden sozusagen Substanzerfahrungen aus der ganzen Evolution bewahrt. In den Genen wirken sozusagen „Erinnerungen“ aus der Vergangenheit in unser Leben als Eiweissorganismus hinein. Nun sagt uns die Geisteswissenschaft, dass der Mensch nicht nur eine biologische sondern auch eine seelisch geistige Evolution hinter sich hat, was man schon in den alten Weisheitslehren das Karma nannte. Es soll hier nur angedeutet werden, was die anthroposophische Geisteswissenschaft über das Wesen der Reinkarnation zu sagen hat, der Interessierte sei an die entsprechende Literatur verwiesen.[93,94,96] All die Wirkungen, die von uns im Laufe des Lebens ausgehen, haben immer eine Art Rückwirkung auf uns und auch auf unser Leibliches. Vor allem der Kopfpol unserer Organisation und damit auch die Gene im Zellkern (dieser ist der 'Kopf' des zellulären Milieus) sind eine Art Sediment aus vergangenen Prozessen, das Gewordene im weitesten Sinne. Wer ein Leben lang interessiert in die Welt hineingeschaut hat, entwickelt irgendwann interessante Augen, und wem es immer langweilig ist, der riskiert irgendwann ein langweiliges Gesicht. Der seelisch geistige Prozess drückt sich immer irgendwann in das Physische ab. Ein Gehirn, welches nicht benützt wird, verkümmert mit der Zeit. Eigentlich ist das Körperliche immer ein verdichtetes Kondensat des Seelisch – Geistigen; meine Hand ist das Ergebnis all meiner Handlungen. Wenn ich ab sofort meine Hand nicht mehr benütze, ist sie nach ein paar Monaten völlig degeneriert. Wenn jetzt mehrere Generationen in Folge ihre Hände nicht mehr benützen würden, dann würden irgendwann keine Hände mehr angelegt werden oder nur noch sog. Rudimente, dann hätte sich die Untätigkeit auch ins Genetische hinein abgedrückt. Es fällt dem heutigen Denken schwer, es einmal so aufzufassen, aber es ist so; die menschliche Hand in ihrer biologischen Konzeption ist das Ergebnis menschlicher Handlungs*intension*, die Hand ist aus dem Willen zur Handlung hervorgegangen. Zuerst ist das Intentionale, das Seelisch – Geistige und aus diesem 'gerinnt' gewissermaßen das Organ heraus. *Die Funktion ist vor der Form*. Auf

diesem Prozess beruht nun auch die Entstehung von Genen, aber auch von Viren und anderen Mikroorganismen. Es sind die physisch gewordenen Rückwirkungen von langfristigen, gesunden und ungesunden seelisch geistigen Prozessen. Es gibt nicht nur eine individuelle Psychosomatik, bei der sich das Seelische mit der Zeit in das Körperliche einprägt, es gibt auch eine kollektive Psychosomatik, aus der heraus Erscheinungen wie Epidemien, Seuchen und sonstige Zeitkrankheiten nur zu verstehen sind[56-60].
Wer sich für Massenpsychosen oder Massenhysterien oder sonstige Kollektivismen, seien sie politischer, modischer oder weltanschaulich-religiöser Natur, empfänglich macht, macht sich ebenso anfällig dafür, dass sich auch biologisches Fremdleben in Form von Viren, Bakterien oder pathologischen Genen in seinem Organismus emanzipiert.

„Jede Form von Kollektivethik und Gruppenmoral schädigt in Zukunft mehr, als sie hilft. Mag sie gegebenenfalls inhaltlich auch richtig sein, so erhält sie erst ihren menschlich vollen Wert, wenn sie vom Ich ergriffen, gewollt und vollzogen wird. Der ethische Individualismus, wie ihn R. Steiner in seiner "Philosophie der Freiheit" begründete, ist das hierin Befreiende. Selbstbestimmung, schöpferisches Finden von Sitte, Selbstverantwortung des Handelns und die Grundverträglichkeit zum anderen Ich sind Fähigkeiten jedes menschlichen Ich. Dogmatisierende und politische Totalitarismen, die den Einzelnen immer der allgemeinen Räson opfern, taten hingegen das ihre. Die heute angewandte Verhaltensbiologie und Massenpsychologie des Menschen in der Wirtschaftsreklame zeitigt zwar eine sublimere, aber um nichts weniger ähnliche Wirkung".
(W.Schad,1989)[57]

Als Einzelmenschen hängen wir mit der ganzen Erde und der ganzen Menschheit auf geheimnisvolle und in Zukunft noch zu erforschende Weise zusammen. Einzelschicksal und Menschheitsschicksal sind auf hochkomplexe Weise miteinander verwoben. Es gibt eine Ebene der Wirklichkeit, die man in der anthroposophischen Geisteswissenschaft das *Ätherische* nennt, die wir oben (s. Seite 45ff) schon beschrieben haben und die wir erst ganz allmählich zu entdecken beginnen. Systemtheorie, biologische Feldtheorie, morphogenetische Felder, Chaostheorie sind Begriffe aus der modernen Wissenschaft, die in diese Richtung deuten. Um was geht es hierbei? Es gibt Zusammenhänge, die wir mit der herkömmlichen, linear kausalen Denkweise nicht erklären können.

Einige Beispiele: An der Harvard Universität in den USA wurden Versuche mit weißen Laborratten durchgeführt mit der Frage, ob Lerninhalte vererbbar sind. Man sperrte die Tiere nacheinander in ein geschlossenes Wasserbecken, aus dem es zwei gegenüberliegende Ausgänge gab; der eine war hell erleuchtet und die Ratte erhielt beim Betreten der Treppe einen Stromschlag. Der gegenüberliegende Ausgang war im Halbdunkel, wobei hier die Ratte keinen Stromstoß erlitt. Man ermittelte nun bei einer Großzahl von Ratten die Zahl der Fehlversuche, die sie zu lernen benötigte, dass es angenehmer ist, den dunklen Ausgang zu benutzen. Anfänglich betrug die Zahl durchschnittlich 165 Versuche und nahm dann tatsächlich von Generation zu Generation auf etwa 30 ab. Man interpretierte die Resultate als durch genetisch gespeicherte Information verursacht. Kritiker dieser Theorie wiederholten die Versuche ein paar Jahre später in Schottland unter derselben Versuchsanordnung. Die identische Art von Ratten kam jetzt natürlich aus einem anderen Zuchtstamm, sodass hier keine genetische Verbindung zu den 'amerikanischen' Ratten bestand. Das Überraschende war nun, dass die schottischen Ratten auf dem Niveau begannen, wo die amerikanischen aufgehört hatten; die ersten Tiere benötigten nur 30 Versuche im Durchschnitt! Eine nochmalige Wiederholung des Versuchs in Australien bestätigte die Tatsache, dass sich das Gelernte auf unerklärliche Weise unter den Ratten verbreitete. Eine genetische Ursache war ausgeschlossen. Dieses erstaunliche Ergebnis hat

nun eine Welle von weiteren Experimenten nach sich gezogen, die alle dieses unerklärbare Phänomen des „kollektiven Gedächtnisses“ bestätigen. Der englische Zellbiologe und Biochemiker Rupert Sheldrake, der diese ganzen Forschungsergebnisse[61] (S.220ff[62]) zusammengetragen hat, ließ sich von dem japanischen Lyriker Shuntaro Tanikawa zwei Verse schreiben, die einem alten, weit verbreiteten und in Japan tausendfach auswendig gelernten Reim sehr ähnlich und von gleicher Länge waren. Mit allen drei Versen führte er nun ein Lernexperiment in England und Amerika durch, wobei er eine Gruppe von Versuchspersonen, die nie mit japanischer Kultur oder Sprache konfrontiert waren, die drei Reime in japanischer Sprache auswendig lernen ließ. Er untersuchte nun, welcher der drei Reime am schnellsten und nachhaltigsten auswendig gelernt werden konnte. Die Auswertung ergab, dass der echte Vers um ein vielfaches schneller gelernt und besser behalten werden konnte, als die beiden anderen, obwohl alle drei ganz ähnlich waren. Es zeigte sich also nicht nur im Tierversuch sondern auch beim Mensch, dass der Einzelne an Erfahrungen unbewusst beteiligt ist, die völlig unabhängig von ihm an einem anderen Ort und zu einer anderen Zeit gemacht wurden.
Noch ein Beispiel, durch welches man dieses Phänomen mit etwas Aufmerksamkeit selbst überprüfen kann; wenn man seine Träume etwas genauer beobachtet, wird man eine sonderbare Feststellung machen können. Sie träumen beispielsweise von einem befreundeten Menschen, den sie seit Wochen nicht gesehen haben und der sich zur Zeit intensiv mit der Steinzeit zum Beispiel beschäftigt. Sie selbst wissen nichts von seiner Beschäftigung, aber der Freund erscheint in ihrem Traum und hat dabei einen Faustkeil in der Hand oder ein Bärenfell um die Schultern. Es ist dabei völlig unerheblich, in welcher Entfernung der Freund sich zum Zeitpunkt des Traumes befindet.
Erklärbar werden solche Phänomene nur, wenn man einmal neue Wege des Denkens zu beschreiten bereit ist und sich auf dasjenige einlässt, was die anthroposophische Geistes-

wissenschaft für das moderne Bewusstsein unter dem Begriff des Ätherischen eingeführt hat[66,67]. Im Ätherischen werden Einzelwirkungen zu einem lebendigen Kräftesynergismus zusammengeschlossen, wo keine Wirkung im Einzelnen ohne Rückwirkung auf das Ganze und umgekehrt geschieht. Das Ätherische ist die (noch) unbewusste Grundlage aller Lebensprozesse. Die Erforschung bzw. das zunehmende Bewusstwerden dieser Wirklichkeitsebene wird uns in Zukunft in ein ganz anderes Verantwortungsverhältnis zur Welt setzen: *Es ist für das Ganze nicht unerheblich, was ich als Einzelner tue, wie ich denke und fühle.* Ein Mensch, der sich mit einer schweren Krankheit auseinandersetzt und damit eine Krise und einen gewissen Kampf durchsteht, leistet damit auch eine Hilfestellung für künftige Genesungen anderer Menschen. Warum löschen Seuchen und Epidemien nicht die ganze Menschheit aus, warum kommen sie plötzlich wieder zum Stillstand, obwohl sie sich so rasant ausbreiten? Weil die Anstrengung jedes Einzelnen, die er in der Auseinandersetzung mit der Krankheit aufbringt, in den Äther eingeht und von hier aus eine Heil- und Schutzwirkung bis zu einem gewissen Grade auch für Andere bedeutet. Ein Mensch, der sich freiwillig unter gewissen Entbehrungen eine neue Erkenntnis oder Fähigkeit erwirbt, 'ernährt' sozusagen mit seinen Anstrengungen die Bemühungen derer, die nach ihm kommen und diese Fähigkeit oder Erkenntnis ausbilden möchten. Nur so ist im Grunde die Gleichzeitigkeit von Erfindungen und überhaupt der allgemeine Fortschritt der Menschheit zu verstehen, bestimmt nicht aus den Genen heraus.

Die Wirkungen, die von jedem Einzelnen ausgehen, ob negativ oder positiv, gehen in das Ganze ein und entfalten von dort eine Rückwirkung auf *alle* Einzelbestandteile, das ist ein Grundgesetz in allen lebendigen Organismen. Mitfühlen und Mitleiden sind in dieser Hinsicht keine isolierten Inhalte in einer leibzentrierten 'Mono-Psyche', sondern Wirkungen, die sich über Raum- und Zeitgrenzen hinweg nach au-

ßen entfalten, je nach dem, von welcher Intension sie getragen sind.
1986 war in der keineswegs zu Mystizismus neigenden *Medical Tribune* das erstaunliche Ergebnis einer Doppelblindstudie mit der Überschrift *„Beten lassen hilft“* zu lesen. Der Kardiologe *Randy Bird*, Professor an der Berkeley Universität in Kalifornien, bildete zwei randomisierte (nach dem Zufallsprinzip ausgewählt), vergleichbare Gruppen von Patienten mit akuten kardiopulmonalen Erkrankungen. Beide wurden unterschiedslos nach klinischen Gesichtspunkten behandelt, bei einer Gruppe wurde zusätzlich veranlasst, dass Angehörige oder Freunde landesweit in ihren verschiedenen Konfessionen regelmäßig beten sollten, ohne dass die Kranken und die behandelnden Klinikärzte etwas davon wussten. Nach einer bestimmten Zeit der Beobachtung ergab sich, dass unter diesen Patienten nur 3, unter denen ohne Fürbitte verbliebenen 16 Antibiotika benötigten, 6 gegenüber 18 Lungenödeme bekamen und keiner gegenüber 12 intubiert (beatmet) werden musste. Zwei weitere Kardiologen, *Kennel* an der Mayo-Klinik in Rochester, und *Merrimen*, Medical Center in Tulsa, gaben an, selbst für ihre Patienten zu beten und halten dies für einen Bestandteil ihrer Therapie, auch wenn der Betreffende nichts davon weiß oder keine religiöse Einstellung hat. Bei *Jacobus 5,16* steht *„Betet für einander, auf dass ihr gesund werdet. Des Gerechten Gebet vermag viel, wenn es ernst gemeint ist.“* (Zit. aus Kap. 10.0)[9]
Als einzelne Individuen hängen wir also mit der Gesellschaft sozusagen auf organische Weise zusammen. Das Karzinomatöse liegt sozialpsychologisch heutzutage fortwährend in der Luft (nicht nur als Verschmutzung!), und je mehr unsere Autonomie geschwächt wird, macht sich unser Organismus anfällig für gesellschaftlich pathologische Prozesse bzw. für die Karzinomerkrankung. Insofern ist die Krebserkrankung des Einzelnen immer auch Bestandteil des Gemeinschaftsschicksals.

Prophylaktische und therapeutische Gesichtspunkte

Wir hatten bis jetzt die Krebskrankheit als eine Art Erstarrungsprozess beschrieben und dies sowohl auf der körperlich-zellulären wie auch auf der seelisch-biographischen Ebene erläutert. Bei der Krebskrankheit isoliert sich ein Teilbereich aus dem Ganzen und die Kraft, das Einzelne ins Ganze zu integrieren, wie sie sich im menschlichen Geist, in der Wärme, in der Natur des Herzens, in dem sich Entzünden können, in der Vitalität und plastischen Universalität des Protoplasmas und seines Beschützers, dem Immunsystem auslebt, diese Kraft schwindet bei der Krebskrankheit. Wir haben also bei der Wärme, dem Herzen und im Protoplasma ganzheitlich Prozesse und Organe vor uns, die im Prinzip der tumorbildenden Kraft entgegen wirken. Als tumoröse Natur haben wir das Ohr beschrieben, welches ganz die Signatur und die Wesensmerkmale einer Krebsgeschwulst aufweist; Verhärtung, Frühreife und Wandlungsstarre. In diesem Organ wird ganz im Gegensatz zu den vorgenannten das Einzelne betont. Wir haben im Ohr einen fragmentierten Organtypus, bei dem die Einzelheiten in einer linearen Funktionskette hintereinander geschaltet sind: äußeres Ohr, Gehörgang, Trommelfell, Hammer, Amboß, Steigbügel und Innenohrspirale, in welcher die Klänge in ihre Einzelfrequenzen aufgespaltet werden. In diesem Sinne sind die Wärme, das Protoplasma und das Herz als Ich-Organe mehr geistige Organe, die Natur des Ohrs ist eine physikalische. Wenn sich das Verbindende, das Integrierende und Ganzheitliche aus dem Organcharakter herauslöst, nimmt er tumoröse Prinzipien in sich auf.

Im Sozialen erleben wir dieses Prinzip im Verlust des Gemeinsamen und des Ideals; Konkurrenz und Wettbewerb statt Solidarität und Brüderlichkeit, die Fragmentierung des Sozialen durch Legimitation parasitärer wirtschaftlicher

Egoismen, Werbung als Verzerrung und Verachtung des menschlichen Wertgefühls.

Alles was seinen angemessenen Bezug zum Ganzen verliert, was nicht mehr einschwingen kann in das verborgene Harmoniegefühl unseres Lebens, lebt sich im Physischen als karzinomatöse Tendenz aus, und indem wir uns gegen das Karzinomatöse wenden, bilden wir integrative Fähigkeiten heran. Das Ohr als physisches Organ liefert uns eine Unsumme von fragmentierten Frequenzmustern, die wir dann sozusagen geistig wieder resynthetisieren[63]: wir formen Laute zu Worten, aus Worten bilden wir Sätze, aus Sätzen Gedanken und aus Gedanken Ideen. Wir sehen also eine Bewegung vom Physischem zum Geistigen, und dieses Geistige hat wieder im Hören seine höchste Beweglichkeit, die wir in der plastischen Universalität von Sprache und Musik erleben. Das menschliche Ohr ist eine erstarrte Gliedmaße, in der sich die leibliche Beweglichkeit dem inneren Bewegtsein gleichsam geopfert hat.

Therapeutische Verfahren

Die klassische schulmedizinische Krebstherapie stützt sich im Wesentlichen auf drei Säulen. Das sind zum Ersten die operativen Verfahren, zum zweiten die Chemotherapie und als Drittes die Bestrahlung. Alle diese Verfahren haben das Ziel, die Zahl der Krebszellen im Körper soweit als möglich zu verringern. In der chirurgischen Therapie wird immer die radikale Entfernung des Tumors einschließlich möglicherweise mitbefallener Lymphknoten oder Metastasen angestrebt. Die chirurgische Therapie kommt immer bei isoliertem Organbefall zur Anwendung oder wenn auch Tumorabsiedlungen (Metastasen) mit einem kurativen Ansatz zu entfernen sind, oft in Verbindung mit gleichzeitig angewandter Chemo- oder Bestrahlungstherapie. Oft werden die drei genannten Therapieverfahren miteinander kombiniert;

es gibt zum Beispiel eine adjuvante Chemotherapie oder eine adjuvante Strahlentherapie oder beides, wenn sie nach Operationen zum Einsatz kommen, um ein längeres tumorfreies Überleben zu erzielen. Bestrahlung und Chemotherapie kommen auch als sogenannte neoadjuvante Verfahren zur Anwendung, wenn es darum geht, einen primär inoperablen Tumor durch die Vorbehandlung in ein operables Stadium zu bringen. Dann gibt es noch die sogenannten palliativen Verfahren, bei denen die drei genannten Therapieformen keinen kurativen Ansatz mehr haben sondern lediglich eingesetzt werden, um die Leiden des Patienten zu lindern.

Mit zur Chemotherapie zählen auch gewisse Hormontherapien, die dann zum Einsatz kommen, wenn es sich um Tumoren handelt, die durch Hormone in ihrem Wachstum stimuliert werden. So wird zum Beispiel der Brustkrebs in bestimmten Fällen durch das Östrogen in seinem Wachstum stimuliert. In diesen Fällen kommen dann sogenannte Antiöstrogene zum Einsatz, die diese Hormonwirkung hemmen. Ebenso wird zum Beispiel beim Prostatakrebs der tumorstimulierende Einfluss der männlichen Geschlechtshormone entweder medikamentös oder auch durch Entfernung des Hodengewebes unterbunden.

Jetzt gibt es noch eine Reihe von Krebserkrankungen, bei denen keine chirurgischen Maßnahmen zur Anwendung kommen, und dies sind die bösartigen Erkrankungen des blutbildenden bzw. des lymphatischen Systems, was man die malignen Lymphome, zum Beispiel die Hodgkin'sche Krankheit oder auch die verschiedenen Leukämien nennt. Hierbei sind die Krebszellen nicht an einem Ort versammelt, sondern in der Regel systemisch im ganzen Körper vorkommend. Bei diesen Erkrankungen kommt in erster Linie die Chemotherapie, aber auch die Bestrahlung bzw. die Knochenmarkstransplantation zur Anwendung.

Die Therapieverfahren werden heutzutage in verschiedenster Weise kombiniert und unter dem Begriff der multimodalen Therapiekonzepte zusammengefasst.

All diese modernen invasiven Verfahren haben in der Krebstherapie bislang ihre volle Berechtigung, da sie in den meisten Fällen den von der Krebskrankheit betroffenen Patienten aus der ersten Not heraushelfen und damit einen Weg der Heilung ermöglichen. Das darf aber nicht darüber hinweg täuschen, dass diese Verfahren keine Heilverfahren sind, da Heilung immer ein Prozess ist, der von innen heraus stattfindet und dem man durch entsprechende Behandlungen und Anwendungen lediglich die Bedingungen schafft, unter denen er sich vollziehen kann. So ist zum Beispiel ein Darmtumor, der schon zu einem Verschluss der Darmpassage geführt hat etwas, womit der Patient alleine nicht mehr fertig werden kann. Die chirurgische Therapie stellt in diesem Fall die Voraussetzungen her, damit Heilung überhaupt möglich wird. In gleicher Weise verhält es sich mit vielen Chemotherapien oder Bestrahlungen, die den Patienten erst einmal wieder in einen Zustand bringen, indem zumindest die Option auf eine Heilung besteht. Vor allem Kinder mit Leukämien profitieren in hohem Maß von chemotherapeutischen Behandlungen. Auf der anderen Seite werden häufig auch Chemotherapien unkritisch durchgeführt, oft natürlich aus einer verständlichen Not heraus, „wir müssen dem Patienten ja irgendetwas anbieten“, oder weil man sich von sog. Strohfeuererfolgen blenden lässt; das „Kleinerwerden“ eines Tumors unter Chemotherapie ist oft nur ein sehr kurzfristiger Effekt, der anschliessend wegen der gleichzeitigen Schwächung des Immunsystems in sein Gegenteil umschlägt.
Mit der in jüngster Zeit eingeführten Immuntherapie kommt nun die Krebsforschung an einen entscheidenden Punkt, was die grundsätzliche Auffassung oder das Verständnis dieser Krankheit betrifft. Wir bewegen uns hier auf einen Paradigmenwechsel zu, der, wenn er nicht vollzogen wird,

zu einem weiteren Verharren der Krebsforschung in ihrem Sackgassendasein führen wird. Die Frage stellt sich immer drängender: wie machen wir weiter, in welcher Richtung geht die modere Forschung, wo setzen wir die Schwerpunkte? Das Kernproblem in der heutigen Krebstherapie scheint mir darin zu liegen, dass das wissenschaftliche Erkenntnisleben unter demselben Problem leidet, was auf der anderen Seite die Krebskrankheit befördert: die Fragmentierung des Wissens, die Unfähigkeit, die Einzelfakten unter einem ganzheitlichen Aspekt zu verbinden und das sich Verbeißen in einer einmal festgelegten, in der Fixierung auf biologische Mechanismen erstarrten Methode. Das soll nicht eine Ablehnung dieser Art des Forschens bedeuten, im Gegenteil, jedes neu entdeckte Faktum trägt natürlich zur Erweiterung unserer Kenntnisse bei. Die eigentliche Problematik der heutigen Anschauung vom Wesen der Krebserkrankung beruht auf einer Fehlinterpretation der Tatsachen: Krebs ist kein gestörter molekular-biologischer Mechanismus, genauso wenig wie die Ursache des Stotterns in der Biomechanik unserer Sprachwerkzeuge aufzufinden ist. Dass man sich in einer Sackgasse befindet weiß man erst, wenn man die anderen Wege beschritten hat.

Um einen reellen Eindruck der aktuellen Situation in der Krebsforschung zu vermitteln, möchte ich beispielhaft von einem Kongress[68] in jüngster Zeit berichten, bei dem es um neue therapeutische Ansätze beim Lungenkrebs ging, wobei man versuchte, sich gewisse immunologische Vorgänge zu nutze zu machen. Man hat gefunden, dass Tumorzellen zum Beispiel genetisch verändert sind, dass sie gewisse Gene haben, die eine gesunde Zelle nicht hat. Im Zuge des heutigen Paradigmas vom genetischen Determinismus werden nun diese veränderten Gene als möglicherweise pathogen, also ursächlich für die Tumorentstehung betrachtet. Die therapeutische Hoffnung liegt nun darin, dass man solche „Krebsgene" herausisoliert und in ein Virus „einbaut", welches dann die Information Krebs in sich trägt. Ähnlich wie bei den Impfungen, wo man inaktives Virusmaterial in den Körper spritzt, wird nun analog dazu ein solcher, das Krebsgen tragender Virus zu einem Impfstoff verarbeitet und verabreicht, in der Hoffnung, das Immunsystem würde im Kampf gegen das Virus auch seine Aktivität gegen die Tumorzellen richten. Eine gewisse Plausibilität ist dieser Strategie nicht abzusprechen, und das eine oder andere Experiment scheint zumindest im Reagenzglas diesen Wirkmechanismus zu bestätigen. Während des Kongresses wurde über mehrere solcher Experimente berichtet. Ein leichter Optimismus ob dieser eigentlich einleuchtenden und vernünftig klingenden Vorgehensweise wich dann aber einer gewissen Ernüchterung, als ein alt erfahrener und renommierter Pathologe das Wort ergriff und zu bemerken gab, dass es viele unterschiedliche Krebsgene innerhalb eines Tumors gibt und dass es ihm selbst gelungen sei, innerhalb von 100 Zellen aus einem Tumor alleine 14 verschiedene Zelltypen zu isolieren mit jeweils eigenen genetischen Veränderungen. Insofern hat die erfolgreiche, virusimmunologische Zerstörung *eines* Zelltyps keinerlei Einfluss auf das Wachstum des Gesamttumors. Dieses Beispiel illustriert das genannte Kernproblem der Krebsforschung, dass wir uns nicht an eine Einzelheit klammern können. Es gehört ja gerade zum Wesen des bösartigen Tumors, dass seine Zellmorphologie und Differenzierung völlig chaotisch ist und dass damit jede immunologische Therapiestrategie versagen muss, da diese sich nur auf ein definiertes Ziel, auf ein stabiles Merkmalsgefüge richten kann. Eine Grippeimpfung macht nur dann Sinn, wenn das Virus immer das gleiche bleibt; sobald man es mit wechselnden Virustypen zu tun hat, versagt ein einzelner zielgerichteter Impfstoff. Es gibt keine charakteristischen Merkmale einer Krebszelle, die so konstant sind, dass man sie als Ziel therapeutischer Strategien ausnutzen könnte. Darin liegt das ganze Dilemma und das Frustrane in der Krebstherapie. Es gibt weder einen Mechanismus noch eine konstante Struktur dessen, was Krebs ist. Krebs ist das „Chaos der Form“[69] in zytologischer, physiologischer und morphologischer Hinsicht. Form ist die Idee im Stoff, der Geist im Stoff. Es wird uns in der Wissenschaft, solange diese auf mechanistische Paradigmen setzt, nie gelingen, dasjenige was Form ist, aus den atomaren oder molekularen Prozessen herzuleiten. Wie so vieles in der Wissenschaft wird auch das Rätsel der Morphogenese (Entstehung von Form) solange als ungelöst beiseite gelegt, bis irgendwann die genetischen Mechanismen entschlüsselt sein werden. Daß es keinen genetischen Mechanismus der Formentstehung gibt, ist aber keine wissenschaftlich zu belegende Tatsache, sondern ein Problem der Logik! Man kann eine lebendige Form nicht aus einem Gen herleiten, wie man es auch immer drehen und wenden mag. Das Gen müsste ein Bewusstsein vom Ganzen haben! Ein kleines Beispiel zur Verdeutlichung: Der russische Morphogenese-Forscher Beloussov[102] hat einer jungen Pflanze (Weizen) ein Zellgift, ein Zytostatikum, wie man es in der Krebsbehandlung einsetzt, zugeführt mit der Absicht, die Zellteilung zu stoppen und damit das Wachstum zu beenden. Die jungen Weizenblätter sind aber normal weitergewachsen, obwohl tatsächlich keine Zellteilung mehr stattfand! Was war geschehen? Die einzelnen, normalerweise rundlichen Zellen waren unter dem Mikroskop spindelförmig auf doppelte Länge ausgezogen! Die Form hat sich über die Zellen hinweggesetzt, sie hat sich den Zellen sozusagen aufgenötigt. Das Ganze bestimmt eben das Einzelne in einem lebendigen Organismus und nicht umgekehrt. Man braucht kein Wissenschaftler zu sein, um sich diese fundamentale Wahrheit einmal klar zu machen. Genauso wenig werden wir jemals aus dem Studium der Biochemie des Gehirns die Form eines Gedankens oder überhaupt einen geistigen Inhalt herleiten können.

Kommen wir nun zu den therapeutischen Aspekten, die sich aus dem bisher Geschilderten ergeben.
Wir hatten betont, dass die eigentliche Heilung nicht von außen geschieht, sondern sie vollzieht sich in diesem verborgenen Bereich, aus dem die geheimnisvolle Übereinstimmung von Mensch und Natur hervorklingt, aus dem heraus auch dieses Wunder des Gewolltseins des individuellen Menschen "ertönt", mit dem uns die ganze Natur und der Kosmos umschliessen. Wenn wir 5 Jahre nach einer Krebsoperation einen Patienten treffen, der sich wohl fühlt und aktiv ist, dann war unsere Operation zwar die Voraussetzung, aber nicht die Ursache der Heilung; die Gesundheit kommt aus unserem Ich, aus dem Willen und der Sinnfindung zum Leben. Bei exakt der selben Behandlung wäre es anders ausgegangen, hätte der innere Impuls nicht gewirkt.
Früher haben die Menschen um ihre Gesundheit gebetet; das tun sie auch heute noch, nur etwas stiller. Im Grunde weiß ja der Mensch um das Wunder des Lebens und er kann, wenn er sich das nur einmal richtig klarmacht, sehr wohl wahrnehmen, was er alles als Gegebenes vorfindet in der Welt und an sich selbst. Da sind sein Körper und all die Organe und Kräfte, die in ihm liegen, dass er sehen, hören und riechen, - sprechen, schlafen und träumen kann, dass es Vögel, Blätter und einen Sommer gibt, dass er niesen, lachen und gesund werden, über das Meer fahren, Wein trinken und durch den Wald spazieren kann, dass er wachsen, sich entwickeln und arbeiten kann und dass ihn die Sonne mit Licht und Wärme umgibt. All diese Dinge sind ja ohne sein Zutun da und zeugen von der "unwahrscheinlichen und unbegreiflichen Güte des Lebens", wie Gadamer[8] das so schön ausdrückt.
Bei dieser einfachen Einsicht relativieren sich so manche Egoismen, Profilneurosen und Scheinwichtigkeiten des Lebens. Ohne gleich in etwas Frömmelndes abzugleiten; wir brauchen für die Gesundheit von innen heraus einen "reinen

Tisch", auf dem wir uns einmal die grundsätzlichen Dinge unserer Existenz klarmachen und auch eine angemessene Demut in uns zulassen, die uns in ein realistisches Verhältnis zur Wirklichkeit setzt. Das moderne Gebet beginnt nicht auf den Knien, sondern dort, wo sich der Mensch bewusst wird, was als Vorleistung in der Welt schon gegeben ist, was alles vor ihm vollbracht wurde, damit er auch nur einen einzigen Gedanken denken oder seine Hände anschauen kann. Wenn sich eine solche "friedliche" Einsicht in allen Nischen unserer Innenwelt verbreitet und auch unser Empfinden und Handeln latent begleitet, haben wir eine Art Grundstein für die Gesundheit von innen heraus gelegt. Dann wissen wir, wie tief sinnvoll und wohlwollend diese Welt eigentlich ist, und es entsteht in uns dieses globale, ja kosmische Heimatgefühl, und dieses Gefühl ist gesund, weil es wirklichkeitsgemäß ist.

Das Heilmittel gegen den Krebs ist die Wärme, in seiner ganzen Bedeutungsweite, die dieser Begriff hat.
Wenn man heute den Schulkindern beibringt, dass die Wärme in der Welt vom Vibrieren der Atome herrührt, dann hat man sicher keinen Beitrag zur Krebsverhütung geleistet. Man kann ihnen im Physikunterricht schon erklären, dass wenn es warm wird, die Atome zittern, aber nicht umgekehrt! Da begehen wir einen großen Fehler.
Wenn wir in der Pädagogik salutogenetisch denken würden, also ein Bewusstsein von der gesundheitlichen Dimension unserer pädagogischen Maßnahmen hätten, müssten wir es den Kindern etwa so erklären:
"Als die Welt erschaffen wurde, hat sich die Liebe der Götter als erstes in Wärme verwandelt, und diese Wärme war bei all ihren folgenden Taten immer mit dabei. Alles was geschaffen wurde, ist aus dieser Wärme hervorgegangen, und diese Wärme ist in allem auf der Welt enthalten: in der Sonne und der Erde, im Meer, in deinem Wohnhaus und in deinem Bauch, in jedem Grashalm und in deinem Gold-

hamster, im Gefühl zu deinen Eltern, in den Geschichten deines Opas und im Blick deines Lehrers."

Wenn wir es den Kindern so erklären, haben wir ihnen einen dynamischen Begriff vermittelt, der sie ihr Leben lang in immer wieder neuen Verwandlungen begleiten kann und ihnen damit ein lebendiger und belebender Inhalt wird. Wenn wir es den Kindern so beibringen, haben wir etwas für das Kohärenz – Gefühl und damit für die Gesundheit getan.

Um es noch einmal deutlich zu machen; die Wärme ist *die* universelle Qualität, die in *alles* Einzug halten kann, ob es stofflich, seelisch oder geistig ist. Sie ist die Erscheinung, die alle Qualitäten zueinander in Beziehung setzt, das Verbindliche schlechthin, sie ist das Milieu, in dem sich das *Ganze* abspielt, das Zeugungsmilieu, in dem sich Entwicklung, Wandlung und Verwandlung, in dem sich unser Leben in all seinen Dimensionen vollzieht.

Krebs ist die Krankheit, bei der sich das Einzelne gegen das Ganze durchsetzt. Es ist die Krankheit des Fragmentiert-Seins, es ist das beziehungslose Nebeneinanderstehen von Inhalten, wie wir es vom Wesen der Kälte her kennen. Deshalb ist die Wärme die heilende Qualität.

Die körperliche Wärme

Wenn ich eine Suppe nicht warm mache, dann esse ich lauter Einzelheiten, die in einem Wasser herumschwimmen. Zur Suppe, d.h. zu einer Ganzheit wird sie erst durch die Wärme; da treten die Einzelgeschmäcker in eine wundersame Beziehung zueinander und komponieren sich gleichsam zu dem, was man eben eine Suppe nennt.

Auch daran, dass sich der Mensch eine warme Suppe zubereitet, kann man erkennen, dass er ein Ich hat! Das Ich als Universalnatur, als Ganzheitswesen liebt die Synthese (was am Fragment klebt, ist nicht Ich), der Mensch liebt es immer, wenn sich die Dinge zu einem höheren Ganzen zusammenfügen, weshalb auch aus den Teilen das Mahl bereitet wird und man sich vielleicht sogar zum Festmahl zusammenfindet und sich zur Musik im Tanz vereint. Insofern ist auch die Schönheit ein Kind der Wärme, weil auch sie die Einzelheiten auf so geheimnisvolle Weise zusammenklingen und in Harmonie treten lässt. Das liebt der Mensch, weil es seiner Natur gemäß ist.

Das Fieber ist ein Schmelztiegel, durch den die Einzelheiten hindurchgehen, um wieder ein Ganzes zu werden. Im Fieber aktiviert und intensiviert sich der gesamte Organismus in seiner Tätigkeit, vor allem die Blutprozesse und das Immunsystem, die Ich-Organe, durchwirken den Leib und bringen ihn auf eine höhere Stufe der körperlichen und geistigen Autonomie. Das Fieber ist die Be*geist*erung des Leibes[70].

Jeder genaue Beobachter bemerkt die Veränderungen und Wandlungen nach einem längeren Fieber, man kann eine sonderbare Erneuerung erleben. Vor allem im Kindesalter sind entscheidende Entwicklungsschritte immer mit einem Fieber bzw mit einer Kinderkrankheit verbunden.

Ein wesentlicher Beitrag zur Krebsverhütung und Behandlung liegt im richtigen Umgang und in der richtigen Einstellung zum Fieber. Wir müssen in gewissen Lebenssituationen richtig krank sein, um wieder richtig gesund zu werden. Das Gesunde ist nur dann wirklich gesund, wenn es das Kranke ständig aus sich heraus setzt. Gesundsein ist ein fortwährender Prozess. Die wenigsten Ärzte erleben heute noch bei ihren Patienten diese nachhaltige und vor allem beständige Genesung nach einem längeren Fieber, weil durch den fast schon stereotypen, unkritischen Routineeinsatz von Antibiotika und fiebersenkenden Medikamenten schon bei leichten Infektionen ein richtiges Kranksein und damit ein richtiges Gesundwerden verhindert wird. Wir beginnen erst langsam zu entdecken, wie durch eine krankhafte Einstellung zur Gesundheit und Hygiene ein völlig neues Krankheitsprofil in unserer Gesellschaft entstanden ist; die "neuen Krankheiten" beruhen nahezu ausnahmslos auf Störungen des Immunsystems: Beim Krebs reagiert es zu schwach, bei der Allergie zu stark, bei der AIDS Erkrankung kommt es völlig zum Erliegen und bei den Autoimmunerkrankungen wendet sich das Immunsystem gegen den eigenen Körper. Häufig wird die Disposition zu immunologischen Erkrankungen schon im Kleinkindesalter veranlagt, wenn die natürliche emotionale und körperliche Zuwendung durch übertriebene Hygiene und neurotische Angst vor Bakterien ersetzt oder blockiert wird. Im Grunde wurzelt diese heutige Problematik in einem falschen Verständnis dessen, was gesund ist bzw. dessen, was das menschliche Ich ist; Gesundheit ist Aktivität, ist Entwicklung, ist engagierte Teilnahme am Weltgeschehen, Gegenwärtigkeit, Aufmerksamkeit, Weltoffenheit und Weltzugewandheit, auch gegen den Widerstand körperlicher Gebrechen. Gesundheit ist vor allem Konfliktfähigkeit, Wachsenkönnen an den Widerständen des Lebens, Reifung durch Überwindung von Krisen und Krankheiten. Menschliche Gesundheit ist Ich – Präsens in der Welt.

Insofern leisten wir einen ersten Beitrag zur Gesundheit, wenn wir unsere Kinder nicht "in Watte packen", was ja nicht selten einem elterlichen Narzissmus entspringt. Unsere Kinder *fiebern* dem Leben sozusagen entgegen. Wie jede Welterfahrung mehr oder weniger mit Schmerz und Enttäuschung verbunden ist, so kann auch der Kontakt mit Viren, Bakterien und auch mit dem Dreck nicht ausbleiben, daran trainiert und übt sich das Immunsystem. Die Gesundheit der Organe liegt in der Tätigkeit; ein Muskel, der nicht benützt wird schwindet dahin, eine Niere, die nichts auszuscheiden hat, wird krank und ein Auge verkümmert, wenn kein Licht durch es hindurchgeht. In einer sterilen Umgebung kann sich kein Immunsystem entwickeln, genauso wenig wie sich in einem krisen- und konfliktfreien Raum ein Ich zu entfalten vermag. Kinderkrankheiten sind immer Ausdruck einer nicht nur biologischen Autonomisierung, sie sind ähnlich der Mauser in der Tierwelt, bei der ja auch ein

Ausschlag und eine Häutung auftritt, Zeichen eines bestimmten Entwicklungsvollzugs.
Es soll hier nicht dogmatisch jedweder Einsatz von Impfungen und Antibiotika verteufelt werden, man wird das immer im Einzelfall entscheiden müssen und hauptsächlich von der Konstitution und der individuellen Verfassung abhängig machen. In jedem Fall hat der Masseneinsatz von Impfstoffen und Antibiotika zu dieser nachhaltigen Irritation und mangelnden Ausbildung des Immunsystems, wie wir sie heute immer deutlicher vorfinden, mit beigetragen.
Dass das Fieber eine antitumoröse Kraft hat, ist ein uraltes medizinisches Wissen. Noch bis Mitte des 20. Jahrhunderts wurde mit künstlich beigebrachten Infektionen in der Krebstherapie gearbeitet, was in zahlreichen Studien dargestellt ist (Literaturübersicht bei Brettschneider 1988[71,75]). Die Gründe, warum diese Therapiemaßnahmen heute wieder verlassen werden, mögen einerseits ethischer Natur sein, andererseits entspricht es dem heutigen linear monokausalen Denken; man fokussiert das Krebsproblem in die entartete Zelle hinein und arbeitet ausschliesslich mit Strategien der Zellelimination auf künstlichem Weg von außen (Chirurgie, Bestrahlung, Chemotherapie). Das ganzheitlich systemische Denken versteht das Krebswesen auch als einen physiologischen Prozess im Organismus (auch der Gesunde hat permanent Krebszellen in sich), der durch polare Kräfte in Grenzen gehalten wird. Das fortwährende Erkennen und Eliminieren des Andersartigen und des Fremden, also beispielsweise einer Krebszelle, kann als Pendant unserer Ich-Tätigkeit aufgefasst werden, das biologische Selbst benötigt fortwährend das Nicht-Selbst, um sich daran zu erleben und sich zu entwickeln.
Die Stimulation und Stärkung der körpereigenen Krebszell-Eliminationssysteme z.B. durch die Misteltherapie ist als eigentlich notwendige Basistherapie noch nicht allgemein verstanden worden. Auch fließen noch zu wenig Forschungsgelder in diese Richtung.

Über die Misteltherapie sind zahlreiche Veröffentlichungen erschienen[72,73]. Wir wollen sie hier nur kurz in ihren wesentlichen Zügen charakterisieren.
Schon Hippokrates verwendete die Mistel als Mittel gegen die Milzsucht, und der römische Dichter Vergil beschrieb sie als Mittel gegen "allerlei Geschwulst". In allen Phasen der Geschichte der Medizin taucht die Mistel als Heilpflanze immer wieder auf. Auch heute noch ist sie das am häufigsten verwendete Heilmittel gegen Krebs. Das komplizierte Herstellungsverfahren der heute meist verwendeten Mistelpräparate geht auf R. Steiner[32] zurück. Die meisten Hausärzte in Deutschland verwenden die Mistel; nach einer Studie der Gesellschaft für biologische Krebsabwehr werden 68% der Krebspatienten irgendwann mit einem Mistelpräparat behandelt. In zahlreichen Studien ist über die Wirksamkeit der Mistel berichtet worden (ein Verzeichnis von über 400 Studien zur Misteltherapie ist im Internet[74]: Literaturliste zur Mistel als Arzneimittel einzusehen). Die Mistel hat ihre Legitimation längst durch positive Erfahrungen von Ärzten und Patienten erhalten. Ein unwirksames Medikament hätte wohl nicht diese lange Tradition und hohe Akzeptanz gefunden. Trotzdem wird die Misteltherapie aber meist von der herrschenden Lehrmeinung, vor allem an den Universitäten nicht anerkannt und als wirkungslos dargestellt, wobei man sich in der Regel auf Studien beruft, die in ihrer methodischen Konzeption sehr fragwürdig, wenn nicht sogar mangelhaft sind und eigentlich nur den überzeugen können, der von der Misteltherapie nichts versteht. Ein Beispiel:
In einer europäischen Fachzeitschrift (European Journal for Cancer 2001,[76]) wird eine Studie veröffentlicht, nach der eine adjuvante Misteltherapie bei bestimmten Tumoren im Kopf – Hals Bereich keinen Effekt haben soll. Diese Arbeit wird dann umgehend in einer deutschen Fachzeitschrift

veröffentlicht[77], ein Blatt, dessen Herausgabe durch die pharmazeutische Industrie realisiert wird.
Kurz darauf erscheint der selbe Artikel im deutschen Ärzteblatt[78], dem Zentralorgan der deutschen Ärzteschaft, wobei hier schon auf dem Titelblatt plakativ die Misteltherapie als wirkungslos dargestellt wird: "Mistelstudie: Kein Effekt bei Plattenepithelcarcinomen." Angesichts der vielen Studien, in denen die positive Wirkung der Mistel nachgewiesen wurde, ganz zu schweigen von den jahrzehntelangen guten Erfahrungen tausender Hausärzte, muss dieser Eifer in der Publizierung solcher Negativ-Ergebnisse schon etwas nachdenklich stimmen, ist es eigentlich sonst nicht üblich, einem "wirkungslosen" Medikament die Titelseite zu widmen. Diese nur vordergründig saubere Studie weist bei genauerer Analyse gravierende Mängel auf: es wurde ein spezielles Patientengut herausgegriffen; Menschen mit sog. Plattenepithelcarcinomen im Mund-Rachenraum haben in der Regel ein ganz bestimmtes Risikoprofil[79]: übermäßiger Alkohol und Nikotinkonsum, häufig besteht eine Leberzirrhose oder liegt eine Syphilis in der Krankengeschichte vor. Diese Patienten sind meist tumorunabhängig in einem reduzierten Allgemeinzustand mit schlechter Immunitätslage und eingeschränkter Compliance, also sicherlich kein repräsentatives Patientenkollektiv. Erfahrene Misteltherapeuten wissen, dass die insgesamt selten vorkommenden bösartigen Neubildungen im Kopfbereich durch die Misteltherapie schwerer zu erreichen sind als die wesentlich häufigeren Tumoren im Rumpfbereich. Trotzdem wurde eine solche Patientengruppe für die Studie ausgewählt. Die eigentliche Behandlung erfolgte mit einer aus der Pflanze isolierten Einzelsubstanz (Mistellektin1). Dies widerspricht völlig den Methoden der bewährten Misteltherapie, bei der das Präparat in einem hochkomplizierten Verfahren aus der *ganzen* Pflanze hergestellt wird. Mit Monosubstanzen wie dem Mistellektin1 gibt es überhaupt keine gesicherten klinischen Erfahrungen. Bedenkt man ferner, dass die Misteltherapie in der ganzheitlich anthroposophischen Medizin immer Bestand-

teil eines multimodalen Therapiekonzepts ist, bei dem auch die künstlerische Therapie, gewisse Ernährungsformen, Heileurhythmie, Gesprächstherapie, Biografiearbeit und anderes zur Anwendung kommen, dann ist eine derartige Untersuchung zur Evaluierung der Misteltherapie völlig ungeeignet. Solche Studien sind nicht nur nicht überzeugend, sondern sie lassen auch die notwendige wissenschaftliche Loyalität und Fairness gegenüber Andersdenkenden vermissen, was eigentlich die Vorraussetzung zur Überwindung der Dogmatik und damit für die wissenschaftliche Weiterentwicklung ist.

Es geht hier nicht darum, konkurrierende Behandlungsverfahren an eine Front zu stellen, sondern es geht darum, das Richtige zum richtigen Zeitpunkt und mit dem richtigen Maß einzusetzen. Das Therapieprimat der Chirurgie, Chemo – und Strahlentherapie in bestimmten Krankheitsphasen und bei bestimmten Krebsformen soll hier nicht in Abrede gestellt werden; kein verantwortungsvoller Misteltherapeut wird einem Patienten mit einer akuten Leukämie, einem Lymphdrüsenkrebs oder einem Hodentumor eine Chemotherapie vorenthalten. Die Misteltherapie hat ihren Stellenwert in der Prävention und in der langfristigen Konsolidierung des individuellen Immun – und Wärmehaushalts.

Die sog. Ganzheitsmedizin ist keine Glaubensmedizin, was man ihr immer gerne andichtet, sie ist auch nicht ganzheitlich im Sinne einer gängigen methodischen oder modischen Parole, hinter der sich oft allerlei Unausgegorenheiten verbergen. Ganzheitlich im anthroposophisch geisteswissenschaftlichen Sinne meint die konkrete Einbeziehung *aller* relevanten Phänomene in einen wissenschaftlichen Kontext; das Krebsproblem ist nicht nur ein molekularbiologisches! Es ist ein rhythmisches, ein zivilisatorisches, ein biografisches und es ist ein Wärme- bzw. ein Kälteproblem. Ganzheitlichkeit ist dem Menschen immanent, das zeigt sich nicht nur bei der Suppe, einem Orchester oder bei einem Fest, sondern auch an seiner absoluten Affinität zum *Sinn*

als übergeordnetem Ganzen; kein Mensch kann ohne Sinn existieren, der sein Leben zu einer Einheit macht.
Die klassische Schulmedizin bzw. Naturwissenschaft findet ihre vollste Integration und Anerkennung in der anthroposophischen Sichtweise. Exakte wissenschaftliche Vorgehensweise ist Voraussetzung auch für die anthroposophische Forschung; diese hat überhaupt kein Problem damit, die wissenschaftlichen Fakten in ihrem "Weltbild" unterzubringen. Nur umgekehrt scheint hier eine Schwierigkeit vorzuliegen; man kann in der Regel nur das beurteilen, wovon man etwas versteht, das gilt für alle Wissenschaften. Ich muss die Biochemie bis zu einem gewissen Grad studiert haben, um ihre Aussagen beurteilen zu können. Es ist selbstverständlicher Usus in einer wissenschaftlichen Kontroverse, dass man über das, wovon man redet, Bescheid weiß. Wenn man also die Vorgehensweise der anthroposophischen Medizin verstehen will, muss man etwas von der anthroposophischen Geisteswissenschaft verstehen, sonst kann man darüber schlecht urteilen. Aber dieser Mühe unterziehen sich die wenigsten Kritiker, und darin liegt ein Problem.

Die Mistel

Die Mistel ist eine Pflanze, die sich in der äußeren Natur wie eine Geschwulst verhält; sie wächst als Parasit auf einem Wirtsorganismus (Laub- oder Nadelbaum), sie wächst in diesen wie ein bösartiger Tumor infiltrierend ein und zerstört ihn mit der Zeit. Sie verhält sich konträr zu sonst üblichen Wachstumskriterien in der Pflanzenwelt: sie blüht und trägt ihre Früchte im Winter (eigene Chronobiologie bzw. eigener Rhythmus!). Sie kennt kein oben und unten wie sonstige Pflanzen, sondern sie wächst zentrifugal in alle Richtungen, orientierungslos wie ein Tumor, der keine Organgrenzen kennt.

Was in unserem Zusammenhang am charakteristischsten erscheint, ist, dass die Mistel keine Blattmetamorphose, also eine stufenweise Umwandlung vom Spross zum Blütenblatt durchmacht. Die Blätter bleiben auf einem “embryonalen“ Keimblatt-Niveau stehen, wie die Carcinomzelle in einem jugendlich undifferenzierten Zustand fixiert bleibt. Die Mistel “ist extrem reich an embryonalen Substanzen, d.h. an Stoffen, die andere Pflanzen nur für eine kurze Zeit des frühen Wachstums in ihren embryonalen Geweben, den Meristemen enthalten“. [71,S.86]

Wer Erfahrung im Umgang mit Röntgenbildern hat, dem wird die frappierende Ähnlichkeit eines metastasenbefallenen Bronchialbaums mit einem misteltragenden Laubbaum nicht entgangen sein, wobei es sich hier nicht um eine einfache Analogie, sondern eher um eine Homologie, also eine Entsprechung handelt; die Lunge ist nicht nur morphologisch ein nach innen gestülpter Baum, sie kehrt auch den äußeren Gasaustausch nach innen um (der Baum nimmt Kohlendioxid auf und gibt Sauerstoff ab, bei der Lunge ist es umgekehrt).

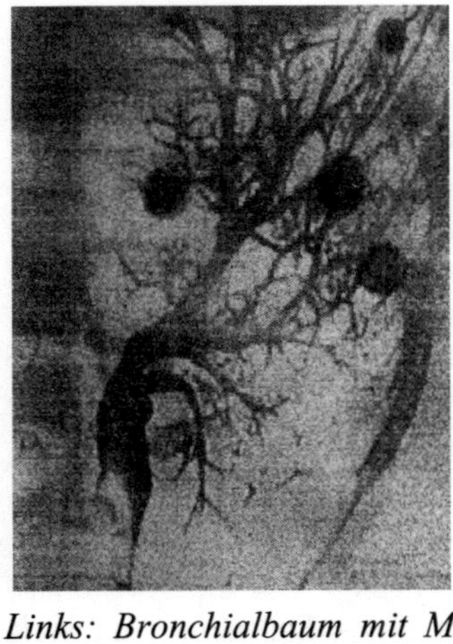

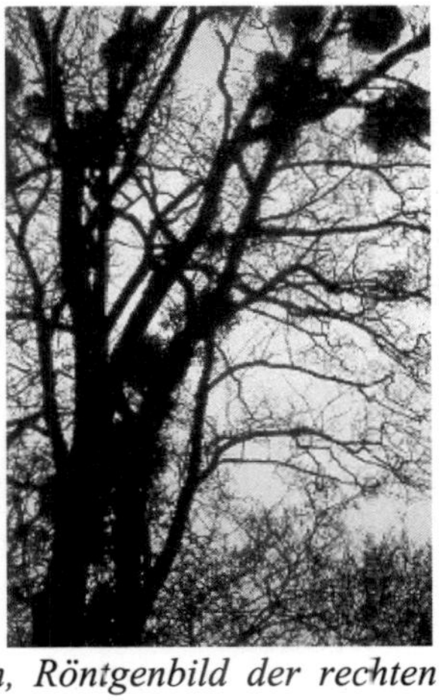

Links: Bronchialbaum mit Metastasen, Röntgenbild der rechten Lunge (auf dem Kopf stehend), bearbeitet
Rechts: Misteltragender Baum

Rudolf Steiner beschreibt aus geisteswissenschaftlicher Sicht die Mistel als einen auf phylogenetisch älteren Entwicklungsstufen zurückgebliebenen Organismus, der gewisse evolutive Prozesse nicht mitgemacht hat. Wir hatten dieses zu frühe Zuendekommen in der Zellmetamorphose bei der Krebszelle beschrieben.
Indem sich also der Körper mit der injizierten Mistel auseinandersetzt, wendet er sich gegen carcinomatöse Tendenzen, und dieser antitumoröse Vorgang ist mit Fieber, mit Wärme verbunden. Bei der Mistelbehandlung kommt der richtigen Präparatwahl (Mistelpflanzen von verschiedenen Wirtsbäumen haben unterschiedliche Indikationsbereiche) und der richtigen Dosierung unter Berücksichtigung der Fieberkurve und der individuellen Befindlichkeit eine große Bedeutung zu. Der misteltherapierende Arzt muss eine tiefe Einsicht in das Karzinomgeschehen und in die Persönlichkeit seines Patienten bzw. in seine Biographie mitbringen; er muss ihn durch einen individuell angemessenen Fieberprozess, eigentlich durch einen Entwicklungsprozess hindurchführen, nur so bekommt diese Therapie ihren Sinn.

Statistik

Es wird noch einige Zeit dauern, bis man den Stellenwert von Statistiken, vor allem in der Medizin, neu zu bewerten beginnt. Die erkenntnistheoretischen Analysen hierzu liegen bereits vor.

...die Statistik...ist deshalb ein so hervorragendes Propagandamittel, weil sie die Sprache der "Tatsachen" sprechen lässt und damit eine Objektivität vortäuscht, die in Wirklichkeit von der Legitimität ihrer Fragestellungen abhängt...

H. G. Gadamer[80]

Es ist ein verbreitetes, kurzschlüssiges Denken, was sich von der vordergründigen Logik sog. statistisch "harter Fakten" blenden lässt. Bei genauerer Einsicht in die menschliche Wirklichkeit relativiert sich hier vieles. Die Autorität der harten Fakten in der Medizin erklärt sich oft aus einer speziellen Psychologie männlicher Unterwürfigkeit unter ein technomorph beschränktes Wissenschafts-Dogma, welches die "Macher" vom Dilemma der Inkompetenz und der Entscheidungsunfähigkeit angesichts tieferer Schichten menschlicher Existenz zu befreien scheint.

Es geht auch hier nicht um eine generelle Ablehnung statistischer Untersuchungen, sondern um eine kritische Reflexion ihrer Aussagen, ist doch jede statistische Bewertung eine Simplifizierung der meist hochkomplizierten menschlichen Wirklichkeit. Das alleinige Qualitätskriterium der Überlebenszeit zur Bewertung einer Standard-Therapie ist eine solche Simplifizierung. Die Verlängerung des Lebens durch gewisse Verfahren kann sich auch als Verlängerung des Sterbens herausstellen. Ein Patient, der seine Krebskrankheit drei Jahre überlebt, kann für sein persönliches Empfinden in dieser Zeit eigentlich nicht gelebt oder nichts erlebt haben, und ein anderer kann in einem Jahr die Erfüllung und den Sinn seines Lebens gefunden haben[2,54]. Man kann solche Menschen in einer Statistik nicht vergleichen, weil man quantitativ erfasst, was nur qualitativ zu bewerten ist.

Jeder erfahrene Kliniker weiß, dass Leben und Überleben etwas ist, was stark vom Willen des Patienten und auch seiner Disziplin abhängt. Es gibt Situationen, wo durch ein Gespräch in einer menschlichen und warmen Atmosphäre der Wille gestärkt werden muss, wo *am Lebensmotiv gearbeitet werden muss*, um den Patienten überhaupt therapiefähig zu machen. Ihn in einer solchen Situation z.B. mit einer Chemotherapie in seiner Grundbefindlichkeit weiter zu schwächen, könnte das Sterben eher beschleunigen. Eine Chemotherapie kann am Ziel der Heilung vorbeisteuern, obwohl sie vielleicht einen statistischen Überlebensvorteil bringt. Nehmen wir ein Beispiel, wie man heute solche Untersuchungen macht: 100 Patienten mit einer bestimmten Krebserkrankung in einem bestimmten Stadium bekommen

eine standardisierte Chemotherapie; eine Kontrollgruppe mit der selben Erkrankung im selben Stadium bekommt, ohne es zu wissen, ein Placebo Präparat, oder keine Therapie. Wenn sich nun herausstellt, dass die Patienten der Chemotherapiegruppe im Durchschnitt 5 Monate länger leben, wird eine solche Therapie allgemein eingeführt. Was muss bedacht werden?
In der Chemotherapiegruppe sind vielleicht 40 Patienten, die sogar 10 oder 12 Monate länger gelebt haben als der Durchschnitt der Kontrollgruppe, dafür aber auch vielleicht 20 Patienten, die durch die Chemotherapie 3 Monate früher gestorben sind, diese tauchen aber als Negativergebnis in der Statistik gar nicht auf! Vielleicht hätten gerade diese 20, eigentlich schlecht behandelten, dringend ein helfendes Gespräch gebraucht. Es ist auch nicht auszuschließen, dass die Gruppe der 40 "Langleber" durch die Begleitumstände der Chemotherapie profitiert haben; eine Patientin erzählte einmal, dass sich durch die regelmäßige Chemotherapie eine Gruppe von Leidensgenossinnen gefunden habe, die sich jetzt immer freitags im Café zum Erfahrungsaustausch trifft. Sie hätte dort schon viele nette Bekanntschaften gemacht und freut sich schon die ganze Woche auf den Freitag.
War es die Chemotherapie oder ein neues Lebensmotiv durch den Bekanntenkreis, wodurch das Leben verlängert wurde? Die Erfahrung lehrt immer wieder, daß Behandlung etwas ist, was weit über die bloße Verabreichung von Substanzen hinausgeht; Behandlung, wenn sie sich über größere Zeiträume erstreckt, ist immer ein sozialer Akt, bei dem Formgebung, Zuwendung, Berührtwerden, wahr, wichtig und ernst genommen werden meist einen weit unterschätzten therapeutischen Stellenwert haben.
Es gibt keine Standardtherapie in der Krebsbehandlung, weil diese Krankheit in erster Linie ein individuell-biografisches Problem ist. Es ist das Diktat der Statistik als alleiniges Beurteilungskriterium der Behandlungsqualität, welches uns zu den sog. Therapiestandards *zwingt.* Man *muss* Therapien standardisieren, um sie statistisch auswert-

bar zu machen. Standardtherapien setzen eigentlich einen standardisierten Patienten voraus, den es aber in der Wirklichkeit nicht gibt. Hierin liegt auch ein methodisches Kernproblem in der Kontroverse zwischen der sog. Schulmedizin und den "Misteltherapeuten". Erstere fordert von letzteren die Vorlage "sauberer Statistiken" zur Validierung ihrer Behandlungsmethoden. Das heißt aber gleichzeitig, das nach innen zu verwerfen, was man nach außen zu beweisen versucht. Eine Individualtherapie ist nicht sauber statistisch auswertbar, weil man dabei Dinge in einen Topf wirft, die dort zusammen nicht hineingehören. Das Heilende ist nicht die Mistel, sondern der Prozess im Gesamtorganismus, der durch sie angeregt wird. Die Anregung muss auch auf der individuell seelisch geistigen Ebene stattfinden, und hier beginnt die Erweiterung der wissenschaftlichen Medizin zur Heil*kunst*, die als Aufgabe vor uns steht und die zu entwikkeln uns gerade die Krebskrankheit herausfordert.
Es genügt nicht zu sagen, ein Patient mit einem Darmkrebs bekommt eine Operation, danach eine Chemotherapie, dann eine Misteltherapie und zuletzt 20 Stunden Musik – und Maltherapie, und so machen wir es mit 300 "Fällen" und schauen, was dabei statistisch herauskommt. Aus Statistiken kann man nicht das für den Einzelfall Notwendige herleiten. Um mein Leben zu meistern, kann ich mich nicht auf Statistiken berufen. Wie sich die meisten Menschen wohl in dieser oder jener Situation verhalten, ist für den Einzelfall völlig unerheblich.

Der Mensch erlebt sich mit seinem Darmkrebs nicht als einer von 300 Fällen, sondern er erlebt es als *seine* Krankheit in *seinem* Darm, als sein Schicksal in *seinem* Leben, mit *seiner* Konstitution und seiner Vorgeschichte, mit *seinen* eigenen Ängsten, Wünschen und Hoffnungen, mit *seinen* Einstellungen, Erfahrungen, Anschauungen, oft auch therapeutischen Vorstellungen und mit *seinen* Mitmenschen und *seinem* Arzt. Der Befund ist zwar das Objektive, aber das Befinden ist das Wirklichere und damit das Wesentliche.

Vieles vermeintlich Bewährte in der Medizin scheitert immer wieder an dieser unberechenbaren Größe der menschlichen Individualität, und solange man die Wirklichkeit des Individuums nicht ernst nimmt, was statistisch nicht möglich ist, solange kann man keine wirkliche Krebstherapie machen.

Die seelische Wärme

Die Psychoneuroimmunologie (PNI) ist eine neue, sich rasch entwickelnde Wissenschaftsrichtung, die die engen Verflechtungen von seelischen Befindlichkeiten und körperlichen, v.a. immunologischen Vorgängen erforscht[81]. Sie zeigt, wie unmittelbar sich zum Beispiel Lebensfreude, Gelassenheit oder positives Denken fördernd auf die Immunfunktionen auswirken, dagegen Ängste, Unlust, Neid usw. negativ das Immunsystem und damit die Gesundheit beeinflussen. Auf der einen Seite geben diese Erkenntnisse dem Selbstvertrauen des Menschen in der Krankheitssituation eine ganz neue Grundlage, da die bislang in der Schulmedizin eher als obskur verdächtigten Selbstheilungskräfte hierdurch auch eine wissenschaftliche Fundierung bekommen. Auf der anderen Seite fordern solche Einsichten den Menschen und Mitmenschen zu mehr Selbstverantwortung bzw. Mitverantwortung heraus. 'Was kränkt, macht krank' (R.Michael, Kindlerverlag 1959) wird durch die psychoneuroimmunologischen Forschung mehr als nur eine gesundheitsphilosophische Aussage.

„Provokativ formuliert liegt die Bedeutung der Psychoneuroimmunologie für die Onkologie – und die Medizin allgemein – darin, dass sich die Medizin in ihrer naturwissenschaftlichen Eigendefinition des 19 .Jahrhunderts erstmals wissenschaftlich und nicht nur in Festvorträgen auch mit der Frage beschäftigt, was über morphologische Aspekte

hinaus die Humanmedizin von der Tiermedizin unterscheidet.“[100] Kappauf und Birkmann, 1993

Es gibt zahlreiche sozialmedizinische Untersuchungen[83], die gezeigt haben, dass psychosoziale Faktoren wie negativer Stress, Angst, Isolation, Mobbing, Überforderung und vieles mehr sich in einem arbeitsmedizinisch bislang weit unterschätzten Maß negativ auf die Gesundheit auswirken. Die gewissenhafte Berücksichtigung solcher Faktoren würde sich weitaus effektiver auf die Wirtschaftlichkeit auswirken als manche Rationalisierungsmaßnahme!
Ein überraschendes Ergebnis hat eine Studie erbracht, welche die Auswirkungen von schwerwiegenden Lebensereignissen, also z.B. Versorgung eines behinderten Kindes oder schwere Krankheit eines nahen Angehörigen, auf den Verlauf einer bestehenden Brustkrebserkrankung untersuchte[84,85]: Frauen, die solchen vermeintlich krankheitsbefördernden Belastungen ausgesetzt waren, hatten weniger Rückfälle und eine bessere Prognose als solche, die durch ein, oft ärztlich verordnetes, ängstliches Schonverhalten in eine Passivität und damit auch in eine soziale Isolation geraten sind.

Was sagt ein solches Beispiel? Es ist die Anbindung an einen tragenden Inhalt, an das Sinnvolle, was uns gesunden lässt. Es ist die Sinngestalt eines jeden einzelnen Menschen oder Mitmenschen, die uns durchs Leben trägt, sofern der Betreffende sich dafür erwärmen kann.

...Ebendiese Ausschaltung des Sinnbezugs liegt nun ... einer kollektiven Neurose zugrunde. Ich meine jenes Sinnlosigkeitsgefühl, das sich anscheinend zunehmend des Menschen von heute bemächtigt und das ich als das existentielle Vakuum bezeichne. Der Mensch leidet heute nicht nur an einer Instinktverarmung, sondern auch an einem Traditionsverlust. Nunmehr sagen ihm die Instinkte nicht mehr, was er muss, und die Traditionen nicht mehr was er soll. Bald wird

er nicht mehr wissen, was er will, und beginnen, einfach die anderen nachzuahmen. Er wird dem Konformismus verfallen. In den vereinigten Staaten klagen die Psychoanalytiker bereits darüber, dass sie es mit einem neuen Typus von Neurose zu tun bekommen, dessen hervorstechendstes Merkmal in einer lähmenden Initiativlosigkeit besteht. Die herkömmliche Behandlung, klagen die Kollegen, lasse sie im Stich und versage in solchen Fällen. So kommt es denn, dass der Schrei nach einem Lebenssinn auf der Seite der Patienten einen Widerhall auslöst auf der ärztlichen Seite, nämlich den Ruf nach neuen psychotherapeutischen Ansätzen. Dieser Ruf erschallt um so dringlicher, als es sich ja im Falle des existentiellen Vakuums um eine kollektive Erscheinung handelt. In meinen deutschsprachigen Vorlesungen vor deutschen, österreichischen und schweizerischen Studenten haben ca. 40% zugegeben, das Gefühl abgründiger Sinnlosigkeit an sich selbst erlebt und erfahren zu haben; in den in englischer Sprache gehaltenen Vorlesungen vor Studenten aus den USA waren es 80%. ... Und wenn BOSS die Langeweile die Neurose der Zukunft genannt hat, dann möchte ich ergänzend bemerken: „Die Zukunft hat schon begonnen.“ (Viktor Frankl[1, S.7])

Die Logotherapie V.Frankl's hat in diesem Sinne eine bis heute viel zu wenig verstandene und vor allem in der Onkologie viel zu wenig beachtete Bedeutung. Was sich anfänglich als Neurose an der Oberfläche im Verhalten offenbart, ist bei vielen chronischen Erkrankungen unbemerkt in die Organwelten abgetaucht. Krebs ist die somatisierte Stagnation, die aus dem chronifizierten Sinn-Verlust erwächst. Sinnorientierung als Quelle menschlicher Entwicklung ist das, was dem Menschen heute in zunehmendem Maße fehlt. Wir sind in der sog. modernen Gesellschaft versklavt von Einzelheiten und von ständigen Ablenkungen, die uns den Blick aufs Ganze, auf den Sinn versperren.

"Die seit gut 300 Jahren manifeste partikularistische Denkweise raubt uns zunehmend die Chance zur Selbstentfaltung. Diese individuell verschieden stark erfahrene psychische Regression wird zunehmend als einer der wesentlichen Promotoren der Genese chronischer Erkrankungen und Tumoren erkannt" (Blomke und Reiemer 1980, Baltrusch 1984).Zit. aus[20].

Grossarth-Maticek hat mehrere Langzeitstudien an über 30000 Freiwilligen durchgeführt (Heidelberger Interventionsstudie) und konnte eindrucksvoll zeigen, wie sich die psychosozialen Faktoren auf die Entstehung und den Verlauf von Krebskrankheiten auswirken. Es wurde neben den bekannten Risikofaktoren (erbliche Belastung, Rauch- und Trinkverhalten, ungesunde Ernährung, Bewegungsmangel usw.) durch einen Fragebogen der Grad der sog. Selbstregulation ermittelt. Mit Selbstregulation ist dabei die Fähigkeit des Individuums gemeint, seine körperlichen, seelischen und geistig kulturellen Bedürfnisse so wahrzunehmen, zu berücksichtigen und zu pflegen, dass ein hohes Maß an Wohlbefinden resultiert. Durch ein zusätzliches psychologisch aufdeckendes Gespräch wurden die Probanten in eine Reihe von 6 verschiedenen Risikotypen eingruppiert; Typ 1 wurde oben beschrieben (S.66). Die Brisanz der Studie, die sich über einen Beobachtungszeitraum von 20 Jahren erstreckte, lag zum einen darin, dass Risikopatienten, die vorbeugend durch ein sog. Autonomietraining behandelt wurden, bedeutend weniger an Krebs erkrankten, als vergleichbare Risikogruppen ohne Intervention. Zum anderen hatten Patienten mit bereits bestehender Krebskrankheit durch das Autonomietraining wesentlich längere Überlebenszeiten.

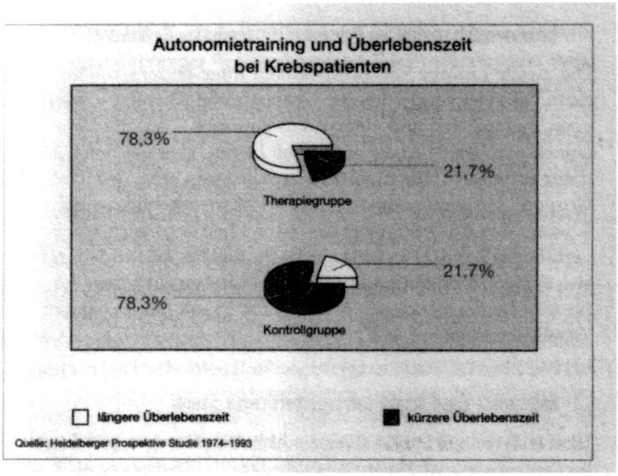

Die Abbildung zeigt den Einfluß des Autonomietraining auf den Verlauf von bestehenden Krebserkrankungen innerhalb eines Beobachtungszeitraumes von 18 Jahren.

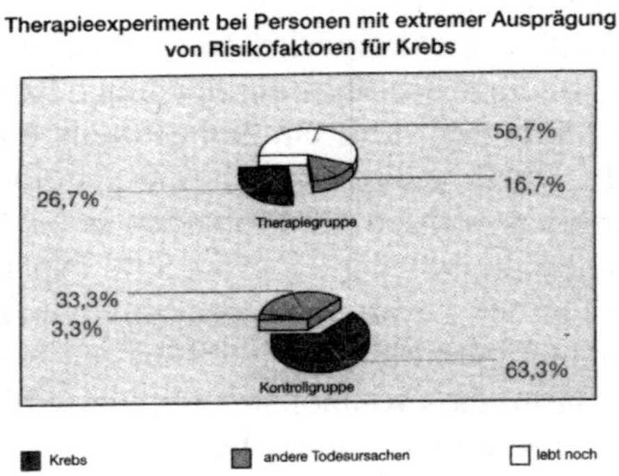

Die Abbildung zeigt den Einfluß des Autonomietrainigs als vorbeugende Maßnahme bei Menschen mit extrem hohen Risikofaktoren (familiäre Belastung, schlechte Selbstregulation) für Krebs. Beobachtungszeitraum 20 Jahre.

aus Stierlin/Grossart-Maticek, Krebsrisiken – Überlebenschancen, Carl-Auer-Systeme-Verlag 2000

Im Autonomietraining erübten die Patienten eine bessere Selbstregulation, sie lernten ihre Gefühle, Gedanken und Bedürfnisse zu äußern, sich auch von anderen abzugrenzen, auch einmal nein sagen können und ihre eigenen Interessen und Neigungen ernst zunehmen, kurzum an der Sinngestalt ihres Lebens zu arbeiten, ihr Ich bewusst zu entwickeln. Einen hohen Präventionsgrad, also Schutz vor Krebs bzw. die besten Heilungschancen konnte erzielen,

"....wer sich regelmäßig bewegt, sich gesund ernährt, in seiner Religion, seinen Tätigkeiten, seinen Beziehungen und seiner Lebenswelt überhaupt einen ihn erfüllenden Sinn findet; wer sich Menschen verbunden fühlt, die ihn schätzen und gern mit ihm kommunizieren; wer in seinem inneren Parlament die unterschiedlichen Bedürfnis- und Antriebsfraktionen zu ihrem Recht kommen lässt; wer sich an seinem Wohlbefinden orientierend sich gut selbst reguliert und dabei auch für sein anhaltendes Wohlbefinden sorgt; wer sich immer wieder für etwas begeistern und sich auch immer wieder auf den nächsten Tag freuen kann; und wer, sollte er schwer erkranken, die Krankheit möglichst auch als Chance für eine fällige Umorientierung in seinem Verhalten und Denken zu nutzen vermag". *Gros*sarth-Maticek, 2000[53,S.120]

Wenn wir also vor diesem Hintergrund die Frage nach dem seelisch-geistigen Wärmeaspekt in der Krebsbehandlung stellen, so hat dieser wiederum eine individuell-biografische und eine soziale Seite. *Wir sind auch für die Gesundheit unserer Mitmenschen verantwortlich!* In der Arbeitswelt, in der Familie und bei den Freunden gestalten wir mit an dem Milieu, indem der andere sein und werden darf.

In jedem Menschen lebt eine einmalige Sinngestalt, an der das Ich mit seiner nur ihm innewohnenden Liebefähigkeit hängt. Mag sie in ihren Einzelaspekten auch Komponenten haben, die vielleicht neurotische Züge haben, die sozial Unruhe, Verwirrung und Konflikt stiftend sind, so kommt doch dieser Sinngestalt in ihren originären Aspekten der Status einer Natur -Entität zu. Die biologische Natur des Menschen ist so beschaffen, dass sie nur durch Einwohnung eines sich entwickelnden Ich langfristig lebensfähig ist. Im Menschen hat sich das Prinzip Entwicklung selbst verkörpert, da er zeitlebens das unfertige Wesen bleibt. Alle Organismen der Erde wurden durch die Natur von außen entwickelt, der Mensch muss seine Entwicklung selbst, von innen heraus vollziehen. Jedem Tier ist mit der Geburt sein Existenzrahmen im Wesentlichen abgesteckt. Der Mensch ist bis in seine Organfunktionen hinein biologisch so konzipiert, dass immer Optionen auf variable Entwicklungswege bestehen bleiben. Das Grundprinzip menschlicher Anatomie und Physiologie ist *Nicht Spezialisierung*[86-89]*:* Seine Verdauungsorgane können sich an die exotischsten Nahrungsmittel anpassen, seine Beine können gehen, laufen, springen, hüpfen, klettern, schwimmen, tanzen und vieles mehr, die menschlichen Hände sind Universalwerkzeuge für Handwerk, Kunst und Ausdruck, die im Gegensatz zu tierischen Hufen, Krallen, Flügeln und Flossen für keine spezielle Tätigkeit veranlagt sind. Auch der weitaus größte Teil des menschlichen Gehirns ist im Gegensatz zu dem der Tiere funktionell nicht festgelegt. All diese universell verwendbaren Organe sind Vorraussetzung für freie, individuelle Entwicklung. Der Mensch ist Dichter, Boxer, Genie, Träumer, er ist Engel, Teufel, Seiltänzer und sturer Bock, er ist ein Schwein, ein schlauer Fuchs, ein Lämmchen, ein Stier, ein eitler Gockel und ein Esel. Der Mensch hat alle Spielarten seelischen Lebens zur freien Verfügung – Der Esel ist *nur* Esel tragischerweise! Es gehört zu den größten Wundern der gesamten Evolution, dass Herr Hans Meier zum Beispiel trotz all seiner Fehlbarkeiten und Unvollkommenheiten evolutiv *gewollt* ist! Die Natur nützt alle ihr zur Verfügung stehenden biologischen Möglichkeiten, die Entität Hans Meier in Freiheit zu erhalten, und sich dabei so wenig wie möglich einzumischen. Die Natur hat sich über Jahrmillionen in grenzenloser Phantasie und Schaffenskraft sozusagen verausgabt. Sie hat Tausende Fische, Käfer, Blumen, Vögel und Bäume mit einer spielerischen Freude in immer wieder neuen Varianten hervorgezaubert, und seit etwa zweitausend Jahren kommt die Evolution der Flora und Fauna in einem gewissen Sinne zur Ruhe. Die Kräfte, die früher in den Naturreichen als Impulsgeber der Entwicklung gewirkt haben, wirken jetzt an der seelisch geistigen Weiterentwicklung und Verlebendigung des individuellen Menschen mit, bei Heilungen, bei Regenerations- und Verwandlungsprozessen im Schlaf und durch allerlei Eingebungen. Was in früheren Zeiten eine neue Blume oder einen neuen Fisch hervorgebracht hat, wirkt heute als Inspiration oder Intuition, zum Beispiel in der Kunst oder bei einer Erfindung, auf den Menschen.

Diese Einsicht sollte uns in ein ganz neues Vertrauensverhältnis zur Welt setzen. Der individuelle Mensch ist keine, aus einem chaotischen Gen – Brei entstandene Zufallsmutante, sondern die Entfaltung der Individualität ist das aktuelle evolutive Geschehen. Der Satz, “die Natur braucht den Menschen nicht, aber der Mensch braucht die Natur“ ist vielleicht ein gutgemeintes ökologisches Schlagwort, zielt aber an der Wirklichkeit völlig vorbei. Ohne den Menschen geht die Evolution nicht weiter, die Natur entwickelt sich nur durch den Menschen weiter oder gar nicht. Eine zukünftige Ökologie wird sich nicht mehr nur auf den Schutz der Arten und der Ökosysteme beschränken dürfen. Die zukünftige Pflege der Erde wird das menschliche Ich als jüngstes Kind ihrer gesamten Entwicklung verstehen lernen und umsorgen müssen, weil nur in diesem die Zukunft enthalten ist. Wenn ich die Knospen an einem Baum, das Jüngste abschneide oder an ihrer Entfaltung hindere, geht der ganze Baum zugrunde. Das Ich des Menschen ist die Knospe der Evolution, deren Entfaltung das Leben des Ganzen erhält.

Solange wir eine Ich-feindliche Kultur betreiben (Massenpsychologie und Manipulation statt Aufklärung, politische und wirtschaftliche Totalitarismen, engstirnige

reduktionistisch-materialistische Naturwissenschaft, ausschließlich leistungsorientierte Pädagogik usw.) werden wir mit einer Zunahme der Erkrankungen des Immunsystems (Aids, Krebs, Allergien, Autoimmunerkrankungen), Krankheiten des biologischen Selbst zu rechnen haben. Interessanterweise kommen diese Krankheiten mit Ausnahme von sehr seltenen Fällen von Krebs bei Menschenaffen (Schimpansen, Orang-Utan) nicht vor, obwohl das Genmaterial dieser Tiere zu 99% mit dem des Menschen übereinstimmt.
Vor diesem Hintergrund kommen wir jetzt zu dem, was seelische Wärme im sozial kulturellen Zusammenhang meint. Das Ich des Menschen ist in der Regel noch ein sehr junges, zartes Gebilde, verführbar, verletzbar, unterdrückbar. Wir reden hier nicht vom Ego! Was ein Ego ist, hat uns die Geschichte der Macht zur Genüge gelehrt; Ego ist Selbstbezug, Ich ist Weltbezug, universelle Orientierungsfähigkeit, Hingabe und Aufmerksamkeit(Kühlewind 1998,[90]). Der Mensch gedeiht zunächst in der Wärme des mütterlichen Organismus´, dann in der Wärme der Familie, der Heimat usw.
In der Schule beginnt die Verantwortung für die Gestaltung von sozialen Wärmeherden, in denen Ich-Entwicklung möglich ist. Die Lehrinhalte zielen in der Regel heute darauf ab, die Kinder mit den Anforderungen der modernen Leistungsgesellschaft kompatibel zu machen, was aus einem gewissen Blickwinkel ja auch berechtigt ist. Eine zweite Perspektive wird heute nicht gesehen. Ein Kind ist nicht nur eine Koproduktion aus Vererbung und Erziehung, es ist im Wesentlichen eine schon vor der Geburt präexistente Natur-Entität. So wie Tauben, Löwen und Gänseblümchen als Entitäten immer wieder kommen im Rhythmus der Natur, so erscheint auch die Entität 'Hans Meier' immer wieder in neuen Umhüllungen und neuen Umgebungen nach einem höheren Rhythmus der Natur. Die heutige Intelligenz ist durchaus in der Lage ohne Mystik und Phantastik (die Annahme, ein menschliches Talent wie die Musikalität zum

Beispiel, sei in einem Eiweissfaden, sprich einem Gen lokalisiert, ist ein solcher Mystizismus!) eine solche Tatsache allein aus einer vorurteilsfreien Beleuchtung der biologischen und geistigen Tatsachen einzusehen[91]
Wenn wir in der Erziehung und insbesondere in der Schule nicht in aller Konkretheit diesem Umstand Rechnung tragen (eigentlich tut dies unterbewusst jeder wohlwollende Erzieher, wenn er seine Kinder mit dem Herzen anschaut), dann setzen wir Entwicklungshemmnisse, die in Erscheinungen wie ADS (Aufmerksamkeitsdefizit-Syndrom), Gewalt, Drogenmissbrauch und virulenter 'Null Bock' Mentalität unmittelbar symptomatisch werden; längerfristig wirkt sich eine Ich-feindliche Pädagogik karzinogen aus. Die einzige Sprache, die das Kind von Anfang an versteht, ist die Sprache der Liebe; die 'Substanz', aus der das Ich gewoben ist[96,98]. Die Liebe ist das Milieu seiner Präexistenz, was den Menschen immer wieder hervorbringt und bestehen lässt. Liebe meint, nicht nur im pädagogischen Sinne, die voraussetzungslose Anteilnahme und Mitverantwortung an der Menschwerdung, im Ich des Anderen leben und als Ich des Anderen erleben können, ein teilbarer Mensch zu sein, nicht nur dem Kind gegenüber.
Eine solche Pädagogik fordert unbedingten *Freiraum* für die Lehrer. Authentisch leben und handeln lernen die Kinder nur von authentischen Menschen. Selbstverantwortung und Autonomie sind zentrale pädagogische Zielgrößen, die im Wesentlichen durch Vorbilder vermittelt werden. Die Konsequenzen, die man jetzt glaubt aus der Pisastudie ziehen zu müssen, nämlich die Lehrpläne noch mehr voll zu laden mit blutleerem Stoff und durch bundesweite Lehrplan – Standards das ganze Schulsystem noch mehr gleichzuschalten, ist mit Sicherheit kein Beitrag zur Gesundheitsförderung. *Das Haupt-Karzinogen in psychosozialer Hinsicht heißt Festschreibung!*

Durch einen ängstlich neurotischen Verordnungs-, Festlegungs und Reglementierungswahn lähmen wir Entwicklungen, die sich nur im Freiraum unter freien Menschen vollziehen können. Im Krebs staut sich das *Nicht* Gelebte. Statt die Kinder an die tausend offenen Fragen und Wunder des Lebens heranzuführen und ihnen ihre Fähigkeit des Staunens und ihren spielerischen Erfindungsreichtum zu erhalten und zu ernähren, schütten wir sie zu mit der unzusammenhängenden Datenmasse einer partikularistischen Weltsicht, mit Fertigprodukten, Definitionen, Gesetzen und Dogmen. Statt sie das richtige Fragen zu lehren, stopfen wir sie dort mit Antworten voll, wo nie eine Frage war.

Wenn man vom heutigen Schulsystem behauptet, es sei frei von Weltanschaungen, dann stimmt das nur insofern, als man entweder gar keine hat, (was eine Paradoxie wäre, denn ein Mensch ohne Weltanschauung ist wie ein Gesang ohne Melodie) oder die reduktionistisch materialistische nicht als Weltanschauung bezeichnet; das ist sie aber sehr wohl. Der Materialismus mag für die heutige Zeit und die Industriegesellschaft aus einer gewissen Perspektive adäquat sein, wirkt aber auf Kinder in dieser ausschließlichen Form pathogen. Natürlich sind auch Kinder kleine Materialisten, weil sie von allem begeistert sind, was die Welt an Neuem zu bieten hat. Es kann auch nicht darum gehen, materialistische Denktechniken zu verwerfen oder Industriefeindlichkeit in der Schule zu verbreiten, das wäre ja Unfug. Aber Kinder sind immer spirituell veranlagt, nur haben sie noch keine Begriffe, in die sie ihre Spiritualität kleiden könnten. Wir lehren die Kinder, dass die Welt aus einer Explosion, dem Urknall entstanden sei, dass die Evolution aus dem Kampf ums Dasein hervorgegangen sei, dass ein Auge wie ein Fotoapparat und ein Gehirn wie ein Computer funktioniert und überhaupt dass das Leben auf der Erde das Ergebnis von geistlosen Zufällen ist. Ganz abgesehen davon, dass diese sog. modernen wissenschaftlichen Erkenntnisse eher von der Eintönigkeit des Geisteslebens künden als dass sie Wirklichkeit beschreiben, haben solche einseitig reduktionistische Theorien und Modellvorstellungen in ihrer Ausschließlichkeit eine paralysierende Wirkung auf die

seelisch geistige Entwicklung von jungen Menschen. Wir müssen die Kinder das richtige Fragen lehren! Wir müssen ihnen auch das beibringen, was man alles *nicht* weiß, und das ist das Allermeiste! Die Kinder sind es, in denen die Antworten auf drängende Fragen der Zeit keimen.
Die Welt wird dann wundervoll, wenn sie voller Wunder ist.

Was ist fragen?

Nicht das Urteil, sondern die Frage
hat in der Logik den Primat.
H.G. Gadamer[80b]

Die Lösung des Krebsproblems setzt voraus, dass wir lernen neue Fragen zu stellen. Sowohl vom Arzt, vom Wissenschaftler wie auch vom Patienten und seinen Mitmenschen ist das zu fordern. Wir müssen festgefahrene Strukturen aufweichen, freier und elastischer werden im Denken und uns öffnen für den Dialog. Die Wirklichkeitsräume gehen dort auf, wohin wir unsere Frage richten. Solange sich der Blick nur auf genetische Mechanismen richtet, bleibt das Krebsproblem ein genetisches und als solches ein Fragment der Wirklichkeit. Für den Krebspatienten bedeutet neue Öffnung, daß er seinen Krebs auch einmal vergessen kann und sich mit einer gewissen Gelassenheit dem mit Sorgfalt und Ruhe zuwendet, was ihm am Herzen liegt. Was ihn schon immer interessiert, beschäftigt oder begeistert hat, wofür er sich *erwärmen* kann, worin er Sinnerfüllung und Entwicklung erlebt. Dazu kann auch Abgrenzung erforderlich sein, sich Freiräume schaffen. Auch das sich lösen aus lähmenden Gewohnheiten und Abhängigkeiten setzt manchmal ein energisches Ordnen der Lebensverhältnisse voraus - dass wir Gewohnheiten durch einen frei entworfenen, rhythmisch-schöpferischen Prozess ersetzen. Die Pflege des geistigen Lebens ist essentieller Bestandteil der menschlichen Natur und Nährboden unserer Gesundheit, weil nur unser Geist es ist, der uns beweglich hält. Wir werden belebt durch die Fragen, die wir uns gegenseitig stellen.

Am meisten reifen wir an der Frage, die wir unser ganzes Leben lang nicht beantworten können. Diese Frage bringt *jeder* Mensch mit auf die Welt und wir dürfen sie nicht aus dem Auge verlieren. Fragen hat nicht nur Entdeckung gebracht, sondern auch Erschaffung. Was hat die Frage geschaffen? Sie hat den Wirklichkeitsraum des Menschen geweitet und geweiht. Sie verleiht dem Menschenleben den Zauber, von einem ewigen Geheimnis getragen zu sein und an einem unendlichen Prozess des Werdens teil zuhaben. Die Frage hat den Menschenraum mit der Tiefe und Schönheit der Nacht umhüllt, aus der die geheimen Sterne immer wieder neue Einleuchtungen so geduldig versprechen. In der Nacht, im Geheimen, wird uns das Elixier des Lebens eingeflösst.
Die Frage lässt die Tatsachen der Welt aus Ursachen hervorgehen, und je weiter wir uns den Quellen der Ursachen nähern, kommen wir auf die Quelle des Fragens, nämlich uns selbst zurück; es ist eine Art geistiges Atmen zwischen Mensch und Welt. In dem Bemühen, die eigene Frage zu lösen, liegt der Sinn, nicht im Ergebnis. Der Mensch kommt nie zu einem endgültigen Ergebnis, was sein zu entwickelndes Ich betrifft, denn das Ich ist die ganze Welt in einer individualisierten Form, es ist die Knospe am Baum des Lebens.

"Das Aufkommen einer Frage bricht gleichsam das Sein des Befragten auf. Der Logos, der dieses aufgebrochene Sein entfaltet, ist insofern immer schon Antwort. Er hat selbst nur Sinn im Sinne der Frage." H.G. Gadamer[80a]

Das richtige Fragenkönnen ist die höchste Fähigkeit des menschlichen Geistes, die am vornehmlichsten zu pflegen ist. Wenn wir also noch einmal fragen, was die seelisch geistige Wärme sei, die den Krebs heilt oder ihm vorbeugt, so kann man sagen: es ist die Kinderseele in uns, die uns bildsam weich und entwicklungsfähig hält.

Je länger der Mensch Kind bleibt, desto älter wird er.

Novalis

Es ist das Staunen, die Begeisterung für Neues, über die Wirklichkeit hinausträumen können, endloses Vertrauen haben, Hingabefähigkeit, das Gespanntsein auf die Enthüllungen des Daseins und des eigenen Wesens, sich verausgaben können und auch loslassen können, vergessen können oder einfach einschlafen können, wenn es zuviel wird.
Die Krebszelle ist eine ganz junge, embryonale Zelle, die plötzlich aufhört, sich zu einer reifen Zelle weiter zu entwickeln.
Beim Krebs bleibt das Kindsein im Physischen stecken, die Aktivität des Fragens und die Wandlungsfähigkeit werden zu wenig ins reife Bewusstsein hinüber entwickelt und das, was nie alt werden kann, der Geist des Menschen, wird aus seiner Leibbefangenheit nicht befreit und bildet ein Sinnesorgan an der falschen Stelle.
Wir werden die Krebskrankheit nicht überwinden, indem wir sie beherrschen, bekämpfen oder ausrotten wollen, sondern indem wir sie verstehen lernen. Sie ist eine Hürde, die uns die Natur stellt, an deren Meisterung wir den Sinn für etwas entwickeln, was nicht krank, nur verborgen sein kann - unser Ich, seine geheime innere Natur.

Literaturliste

1 Frankl, Viktor E., Ärztliche Seelsorge, München, Kindler Verlag 1975
2 Frankl, Viktor E., Der Wille zum Sinn, München; Piper Verlag 1991
3 Dahlbender, Fortbildung Psychoonkologie, Heidenheim 2002
4 Treichler M. Krankheiten und Krisen im Lebenslauf, Heidenheim, Amthorverlag 1999
5 Antonovski, A.,Salutogenese, Hrsg. A. Franke, Tübingen, dgv 1997
6 Bengel, J., Salutogenese in der Onkologie, Freiburg 1997.
7 Becker, N., Wahrendorf, J., Krebsatlas der Bundesrepublik Deutschland 1981-91; 3. Aufl., Berlin, Springerverlag 1998
8 Gadamer, H. G., Über die Verborgenheit der Gesundheit, Frankfurt, Suhrkamp 1993
9 Windstosser, K. K., Braun v. Gladis, K.-H., Praxis der ganzheitlichen Therapie Krebs, 2002 (s. unter 10)
10 Internet: http://www.windstosser.ch/museum/manuskript/allg u. historisch/10.pdf
11 Gadamer, H. G., Der Anfang der Philosophie, Stuttgart, Reclam 1996, S.96
12 Smithers, D. W., On the Nature of Neoplasia in Man, Edinburgh und London 1964, zit. aus (25)
13 Roßlenbroich, B. Die rhythmische Organisation des Menschen, Stgt, Freies Geistesleben 1994
14 Schad, W., Anthroposophisches Ärzteseminar, Stuttgart 2001
15 Bühler, W., Das Pentagramm und der goldene Schnitt als Schöpfungsprinzip, Stuttgart, Freies Geistesleben, 1996
16 Vogel, L., Der dreigliedrige Mensch, Dornach, Schweiz, Phil.-anthrop. Verlag, 1979
17 Steiner, R., Das Wesen des Musikalischen und das Tonerlebnis im Menschen, Vortr. Vom 3.12.06, Köln, GA 700, 1991

18 Gautherie, M., Gros, Ch., Anarchic ultradian rhythms of skin temperature in breast cancers. In: g. Lassmann, F. Seitzelberger (Hrsg.), Rhythmische Funktionen in biologi schen Systemen, 2. Teil, Facultas Verlag, Wien 1977, S. 121
19 Mansfield, C.M., Carabasi R. A., Wells, W., Bormann, K., Circadian rhythm in the skin temperature of normal and cancerous breasts. Intern. Journal of Chronobiologie 1,235-243, 1973
20 Heine, H., Lehrbuch der biologischen Medizin. Stgt., Hippokrates Verlag 1997
21 Heine, H., Regulationsphänomene der Tumorgrundsubstanz, Dtsch. Zschr. für Onkologie 3/1987, S.67-72
22 Pischinger, A., Das System der Grundregulation, 5. Aufl., Heidelberg, Karl F. Haug Verl. 1985
23 Hutter, M., Syntropie und Dystropie von Krankheit, Dissert., Frankfurt 1981
24 Thaller, A., Tumortherapie mit Fieber und onkotropen Viren unter Leitung der Polymerase – Kettenreaktion zur Erstellung eines "Virogramms" und zur Erfolgskontrolle. In Kongressband: 5. Wiener Dialog – Ganzheitliche Krebstherapie, 2002
25 Husemann, F., Wolff, O., Das Bild des Menschen als Grundlage der Heilkunst, Band 2, 1. Halbband, S. 138- 139, Stgt., Freies Geistesleben, 1974
26 Göhring, E., Wie Fieber die Immunabwehr anregt, Ärztl. Praxis 32, S.1089, 1986
27 Pers. Mitteilung L. Sunder-Plassmann, Ulm, 1996
28 Brettschneider, H., Fieber als Heilmittel, in Tycho de Brahe Jahrbuch für Goetheanismus 1985, S. 245f, Stgt., Freies Geistesleben, 1985
29 Steiner, R., Von Seelenrätseln, GA 21, S.151ff, 1917
30 Steiner, R., Die Sendung Michaels, GA 194, S.121ff und 78ff, 1919
31 Steiner, R., Eine Okkulte Physiologie, GA 128, Dornach (Schweiz) R. St. Verl. 1978
32 Steiner, R., Geisteswissenschaft und Medizin, GA 312, 1923/24

33 Steiner, R., Wegmann, I., Grundlegendes für eine Erweiterung der Heilkunst, GA27, 1925
34 Schad, W., Das Nervensystem und die übersinnliche Organisation des Menschen, in: Die Nervenorganisation des Menschen, Teil 1, Stgt., Freies Geistesleben 1992
35 Fortlage, C., Über die Natur der Seele, Jena 1869
36 Koob, O., Die kranke Haut, Stgt. Berlin, Verl. J. Mayer 1999
37 Schmid, R. F., Thews, G., Lang, F., Physiologie des Menschen, Springer 2000
38 Tomatis, A., Der Klang des Lebens, Hamburg, Rowohlt, 1998
39 Steiner, R., Menschenwerden, Weltenseele und Weltengeist, GA 205, 1921
40 Steiner, R., Anthroposophische Menschenerkenntnis und Medizin, GA 319, 1923/24
41 Steiner, R., Physiologisch Therapeutisches auf Grundlage der Geisteswissenschaft. Zur Therapie und Hygiene GA 314, S.22-24
42 Bischof, M., Biophotonen, das Licht in unseren Zellen, 12. Auflage, Frankfurt, Verlag 2001, 2002
43 Gadamer, H. G., Die Aktualität des Schönen, Stgt., Reclam 1977
44 Bosse, D., Die gemeinsame Evolution von Erde und Mensch, Stgt., Freies Geistesleben/Urachhaus 2002
45 Romer, A. S. , Parsons, T.S., Vergleichende Anatomie der Wirbeltiere, Hamburg, Verlag Parey 1991
46 Penzlin, H., Lehrbuch der Tierphysiologie, 6. Auflage, Jena/Stgt., G. Fischer Verl. 1996
47 Bavastro, P., Kümmel, H. C., Das Herz des Menschen, Stgt., Freies Geistesleben, 1999
48 Steiner, R., Makrokosmos und Mikrokosmos, GA 703, 1910
49 Rohen, J. W., Morphologie des menschlichen Organismus, Stgt, Freies Geistesleben, 2000
50 Steiner, R., Die Geheimwissenschaft im Umriss, GA 601, 1910

51 Roy, Arundhati, FAZ v. 28.6.02
52 Bahnson, L., Biografie und Tumorerkrankung, Aktuelle Onkologie 48, 1988
53 Grossarth-Maticek, R., Stierlin H., Krebsrisiken - Überlebenschancen, Heidelberg, 2. Aufl., Carl Auer Verlag 2000
54 Grossarth-Maticek, R., Frentzel-Beyme, R., Becker, N., Cancer Risks Associated With Life Events and Conflict Solution, Cancer Detection and Prevention 7: 201-209, 1984
55 Fritz Zorn (syn.) Mars, München, Kindler Verlag 1977
56 Dumke, K., AIDS – die tödliche Befruchtung, Stgt., Freies Geistesleben 1989
57 Schad, W., Zum evolutionären und historischen Aspekt der Aids- Pandemie, in: Debus, McKeen, Schad, Treichler; AIDS, Stgt., Urachhaus 1989
58 Steiner, R., Theosophie der Rosenkreuzer, GA 99, 1907, S.70ff
59 Steiner, R., Wie erwirbt man sich Verständnis für die geistige Welt, GA 154,1914, S.48ff
60 Steiner, R., Die spirituellen Hintergründe der äußeren Welt, GA 177, 1917, S.153ff
61 Sheldrake, R., Das Gedächtnis der Natur, Scherz Verlag 1989
62 Sheldrake, R., Das schöpferische Universum, Ullstein Verlag 1983
63 Mckeen, T., Wesen und Gestalt des Menschen, Vortrag 1990; Die Anatomie des Ohrs und das Hören, Stgt., Freies Geistesleben, 1996
64 Husemann, A., Der musikalische Bau des Menschen, S.190ff, Stgt., Freies Geistesleben, 1989
65 Steiner, R., Das Sonnenmysterium, GA 211, Vortr. v. 1.4.22
66 Bockemühl, J. Hrsg., Erscheinungsformen des Ätherischen, Beiträge zur Anthroposophie 1 ,Stgt., VFG 1977
67 Steiner, R., Theosophie, Dornach 1961
68 Jahrestagung der deutschen Gesellschaft für Thoraxchirurgie 6/2002 Wiesbaden

69 Schürholz, J., Erweiterte Onkologie unter dem Aspekt in dividueller Hilfeleistung, Aktuelle Onkologie 1988, 48, S. 94-102
70 Steiner, R., Meditative Betrachtungen und Anleitungen zur Vertiefung der Heilkunst, GA 316, 1924
71 Brettschneider, H., Krebstherapie und Metamorphose Idee, Tycho de Brahe Jahrbuch für Goetheanismus 1988, S. 89ff
72 Boie, D., Mistel und Krebs, Stgt., Freies Geistesleben, 1970
73 Leroi, R. Hrsg., Misteltherapie, Stgt.,Freies Geistesleben
74 Internet: http://datadiwan.de/netzwerk/index.htm/hornung/ho010.htm
75 Göhring, E., Wie Fieber die Immunantwort anregt, Ärztl. Praxis Nr.32, 1986, S.1089
76 European Journal of Cancer 2001; 37 : 23-31
77 Info Onkologie Nr.2, 4/2001
78 Deutsches Ärzteblatt, 46, vom 16.11.01
79 Becker, W., Naumann, H. H., Pfaltz, R., Hals- Nasen- Oh ren Heilkunde, Thieme 1982, S.398
80 Gadamer, H. G., Wahrheit und Methode, Tübingen, Verlag J. C. B. Mohr 1993, Band 1 S.306 und Band 2 S.226.
80a Band 1, S.368;
80b Band 2, S.52
81 Schedlowski, M., Psychoneuroimmunologie, Spektrum Verlag 2001
82 Michael, R., Was kränkt macht krank, München Kindler Verlag 1959
83 Karolinska Institut Schweden
84 Britisch Medical Journal 1992; 304 : 1078- 81
85 Britisch Medical Journal 2002; 324 : 1420
86 Bolk, L., Das Problem der Menschwerdung Jena 1926
87 Kipp, F. A., Die Evolution des Menschen im Hinblick auf seine lange Jugendzeit, Stgt. Freies Geistesleben 1980
88 Gehlen, A., Der Mensch, seine Natur und seine Stellung in der Welt, Wiesbaden, Aulaverlag 1986
89 Verhulst, J., Der Erstgeborene, Stgt., Verlag Freies Geistesleben 1999

90 Kühlewind, G., Hingabe und Aufmerksamkeit, die Wissenschaft des Ich, Stgt., Freies Geistesleben 1998
91 Schad, W., Die Vorgeburtlichkeit des Menschen, Der Entwicklungsgedanke in der Embryologie, Stgt., Verlag Urachhaus 1982
92 Grossarth- Maticek, R., Krebs und Psyche, die Verhaltensdimension in der Onkologie, Institut of Psychiatrie, Universität London, 1. Teil, Dtsch. Zschr. für Onkologie 24, 6 (1992) S. 157
93 Steiner, R., Wiederverkörperung, Themen aus dem Gesamtwerk 9, Hrsg. v. Clara Kreuzer, VFR 3.Aufl. 1993
94 Steiner, R., Esoterische Betrachtung karmischer Zusammenhänge, GA 235- 240, Dornach 1984
95 Steiner, R., Das Zusammenwirken von Ärzten und Seelsorgern, Pastoralmedizinischer Kurs, GA 318, S.106ff
96 Steiner, R., Die Offenbarung des Karma, GA 120, S.193
97 Treichler M. Der überforderte Mensch, Heidenheim Amthor Verlag 2001; S.61ff
98 Steiner, R., Die Liebe und ihre Bedeutung in der Welt, Vortrag vom 17.12.1912, Zürich
99 Gadamer, H.G., Zur Philosophie und ihrer Geschichte, 1978, aus Gadamer Lesebuch, Tübingen, Mohr Siebeck, 1997
100 Kappauf, H., Birkmann, J., Psychoneuroimmunologie und ihre Bedeutung für die Krebsforschung. Jahrbuch der Psychoonkologie 1993
101 Pers. Mitteilung von Dr. D. Kaufmann, Humangenetische Abt. Uni Ulm
102 Beloussov, L. V., Die biologische Morphogenese, Moskau 1987, zit. aus: Tsikolia, N., Was ist das Ganze und was ist der Teil? In ; Der Merkurstab 54, 4, S.232
103 Steiner, R., Die Philosophie der Freiheit, GA 4

Markus Treichler
Krankheiten und Krisen im Lebenslauf
Risiken und Chancen der Identitätsbildung heute

Wem nützen Krankheiten; wem helfen Krisen; wer braucht heute noch eine Identität, in Zeiten schneller Veränderungen und oberflächlichen Designs eines postmodern unverbindlichen „Life-style"?

Was passiert dem Menschen im Lauf seines Lebens?

Nach welchen Kriterien treffen wir die großen Entscheidungen im Leben, privat und beruflich; Wie bewältigen wir Krisen, was lernen wir aus Krankheiten?

Und schließlich: Wie bilden wir unsere Identität?

ISBN 3-934104-00-2

Markus Treichler
Der überforderte Mensch
chronisch müde
erschöpft ausgebrannt

Was bedeutet es, wenn in einer Zeit zunehmender Schnellebigkeit, Informationsflut und Globalisierung die Krankheiten immer chronischer werden; wenn es immer mehr chronische Müdigkeit, Erschöpfung und Burnout-Zustände gibt; wenn Schmerzzustände chronifizieren und Identitätskrisen sich häufen?

Wie sind solche Krankheitsbilder vor dem Hintergrund unserer Zeit zu verstehen und wie kann man sie behandeln. . .

ISBN 3-934104-05-3

AmThor

Christa-Johanna Bub Jachens
Das Geheimnis ZEIT
Risiken und Chancen der Identitätsbildung heute

Nervosität, Zerfahrenheit und ungesunder Streß sind Gefahren, die aus der Schnelllebigkeit und Informationsflut unserer Zeit entstehen können. Der Umgang mit Zeit und Lebensrhythmen ist heute für viele Menschen problematisch geworden.
Was können wir tun, um diese Krise als Chance zu nutzen? Wie treffen wir wichtige Entscheidungen zum richtigen Zeitpunkt? Und wie finden wir Zeit für die wesentlichen Dinge? Diesen und anderen Fragen geht die Autorin in ihrem neuen Buch nach. Sie vertieft und erweitert damit die Gedanken und Betrachtungen aus ihrer vorhergehenden Veröffentlichung „Warum haben wir immer weniger Zeit?".

ISBN 3-934104-02-9

Jens Heisterkamp
Auslaufmodell Mensch?
Biomedizinische Manipulation und spirituelle Entwicklung

Der umkämpfte Körper
Wie sollen wir leben?
Die Not mit dem Sterben

In drei Essays zur Ethikdiskussion der Gegenwart setzt sich der Autor kritisch mit der biotech-nischen Denkweise aus-einander, wonach durch gezielte Eingriffe in die menschliche Leiblichkeit die Evolution in die eigene Hand genommen werden könnte.
Er zeigt, wie sich gerade in der Auseinandersetzung unseres Geistes mit den Erfahrungen des Leibes die Frucht für eine spirituelle Entwicklung bilden kann.

ISBN 3-934104-04-5

AmThor

Urs-Beat Fringeli

Die Wiedergewinnung des kosmischen Christus

Heute sind viele Menschen offen für ein ganzheitliches Weltbild, welches die Grundlage bildet, um den kosmischen Christus neu zu entdecken. Gerade die in unserer Zeit bemerkbare Annäherung zwischen Vertretern der Naturwissenschaft und christlichen Mystikern zeichnen die Skizzen eines Welt- und Menschenbildes, das die Wirksamkeit der geistig-göttlichen Welt nicht länger ausschließt. Der Dialog zwischen echter Mystik und einer vorurteilslosen Naturwissenschaft kann ein klares und zugleich tieferes Verständnis für die Gegenwart und Wandlungskraft des kosmischen Christus ermöglichen.

ISBN 3-934104-07-X

Urs-Beat Fringeli

Märchenbilder und Christuserfahrung

Wie der innere Mensch geweckt wird

Die Märchen und die Evangelien zeigen uns Menschen unser verborgenes Wesen; das was noch nicht offenbar ist, was wir erst werden. Sie halten dem göttlichen Menschen in uns gleichsam einen Spiegel vor Augen, sie blenden aber den oft schmerzvollen Weg nicht einfach aus. Vielmehr führt gerade dieser zur Entfaltung oder Befreiung des göttlichen Menschen in uns.

Das Buch bleibt nicht bei theoretischen Überlegungen stehen, sondern bietet auch Hilfe aus der bewährten Praxis, indem es auf konkrete Lebensfragen eingeht, verschiedene Lebensbereiche anspricht und den Wert des Erzählens wieder ins Bewusstsein ruft.

ISBN 3-934104-15-0

AmThor

Marcus Schneider
Rätsel und Werk Giuseppe Verdis
Eine Schicksalsstudie

Der Weg von der Oper zum Drama - mit diesem Satz könnte man den Werdegang von Giuseppe Verdi beschreiben. Aus den Krisen in seiner ersten Lebenshälfte entwickelte er eine einzigartige Psychologie und Charakterisierungskunst in seinen Werken und schaffte eine ganz neue musikalische Sprache.
„Für ein religiöses Erleben war Verdi sehr empfänglich, worüber seine Zurückhaltung gegenüber Priestern und Kirche - gerade zu jener Zeit - nicht hinwegtäuschen darf. Die Verdüsterung Nabuccos ist . . . Ausdruck für ein zerbrochenes Verhältnis zum Göttlichen, ist eine Schädigung im Verhältnis von Mensch zur Geistwelt. Starker Glaube steht dem als die therapeutische, gesundende Kraft gegenüber, und Verdi wusste um sie“ (aus dem 3.Kapitel)

ISBN 3-934104-01-0

Horst Rudolf Jurock
Folge deiner Spur
Zeugnissprüche für die Waldorfschule

In der Unterrichtspraxis der Freien Waldorfschulen wird der sogenannte Zeugnisspruch jedem Schüler von Jahr zu Jahr zugedacht. Als ermutigende Rück- und Vorschau kann er richtungsgebend für die Individualität des Kindes sein und auch im späteren Leben als treuer Weggenosse und Helfer zur Seite stehen.

Aus seiner langjährigen Tätigkeit als Waldorflehrer hat der Autor über vierhundert eigene Zeugnissprüche für das vorliegende Buch ausgewählt. Mal ernst, mal heiter, aber immer geprägt von der Suche nach einem tieferreichenden Kennenlernen des ihm anvertrauten jungen Menschen.

ISBN 3-934104-14-2

AmThor

Felicitas Vogt
Der Klimasturz im Begegnungsraum
Eine Generation sucht Kontakt

Die Autorin stellt in diesem Buch die heutige Begegnungskultur, vor allem mit den Jugendlichen, in ein besonderes Rampenlicht. Dabei sind folgende Kernfragen wegleitend:
Wie kann bei Konflikten Abstand genommen werden von den rein lösungsorientierten Strategien, um Entwicklung überhaupt wieder einen Raum zu geben? *Wie* werden Fesselungen der modernen Nichtbeziehungsformen entlarvt und Wege aufgesucht, die eine Begegnungskultur wieder möglich machen? *Wie* kann die eigene vernachlässigte Gefühls- und Erlebnislandschaft neu belebt werden und sich richtungsweisend für wirklichen Kontakt entwickeln?

ISBN 3-934104-10-X

Felicitas Vogt
Von der Verwundbarkeit der Seele

Immer mehr wächst die Sehnsucht nach wirklicher Begegnung mit den Mitmenschen; gleichzeitig nimmt die Fähigkeit ab diese Sehnsucht zu stillen. Eine Erfahrung des heutigen Menschen, die zahlreichen Sozialkrisen, Verhärtungen und Trennungen unserer Zeit zu Grunde liegt.
Welche Rolle spielen Entwurzelungen in der Kindheit und Jugend für diese Unfähigkeit? Wie lernen wir unsere schmerzhaften Begegnungsprozesse umzuwandeln in eine wahre Begegnungsfähigkeit? Welche Aufgabe hat die Verwundbarkeit der Seele und wie können wir mit ihr umgehen?

ISBN 3-934104-05-3

AmThor